守护健康

学会吃！快速调理
失眠

胡维勤 ◎主编

黑龙江科学技术出版社
HEILONGJIANG SCIENCE AND TECHNOLOGY PRESS

图书在版编目（ＣＩＰ）数据

学会吃！快速调理失眠 / 胡维勤主编. -- 哈尔滨：
黑龙江科学技术出版社，2018.1
（守护健康）
ISBN 978-7-5388-9436-3

Ⅰ. ①学… Ⅱ. ①胡… Ⅲ. ①失眠－食物疗法 Ⅳ.
①R247.1

中国版本图书馆CIP数据核字（2017）第304465号

学 会 吃 ！ 快 速 调 理 失 眠
XUE HUI CHI ！KUAISU TIAOLI SHIMIAN

主　　编　胡维勤
责任编辑　梁祥崇 许俊鹏
摄影摄像　深圳市金版文化发展股份有限公司
策划编辑　深圳市金版文化发展股份有限公司
封面设计　深圳市金版文化发展股份有限公司
出　　版　黑龙江科学技术出版社
　　　　　地址：哈尔滨市南岗区公安街70-2号　邮编：150007
　　　　　电话：（0451）53642106　传真：（0451）53642143
　　　　　网址：www.lkcbs.cn
发　　行　全国新华书店
印　　刷　深圳市雅佳图印刷有限公司
开　　本　685 mm×920 mm　1/16
印　　张　13
字　　数　200千字
版　　次　2018年1月第1版
印　　次　2018年1月第1次印刷
书　　号　ISBN 978-7-5388-9436-3
定　　价　39.80元

目录 CONTENTS

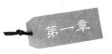

失眠的相关知识，你知道吗?

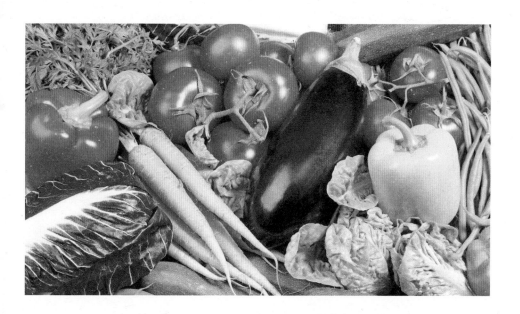

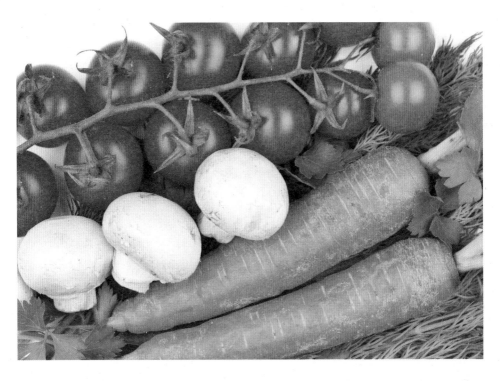

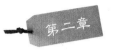

31种防治失眠的佳品，
你吃对了吗?

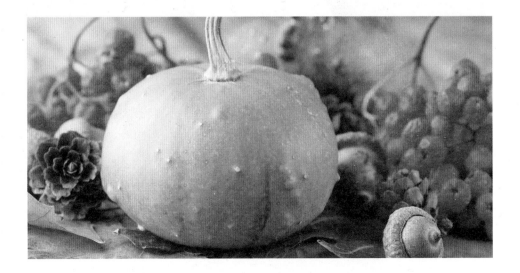

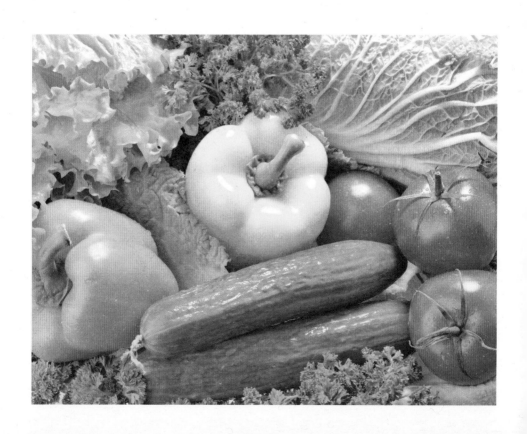

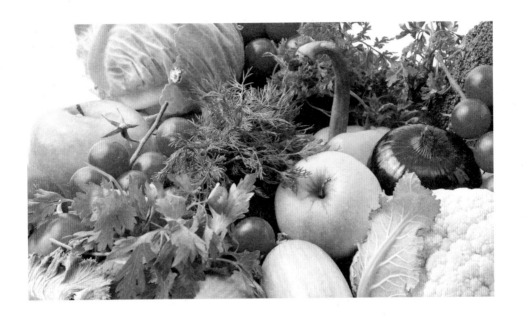

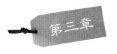

28 道辅助治疗
失眠的蔬果汁

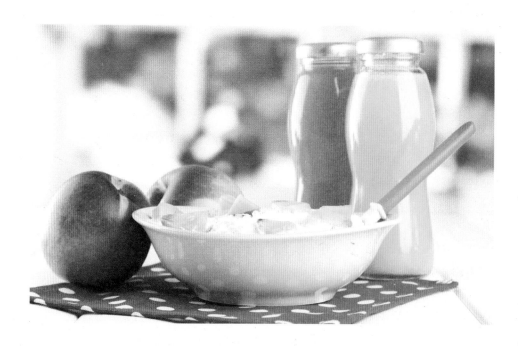

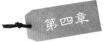第四章

42 种失眠患者慎吃的食物，
你吃错了吗？

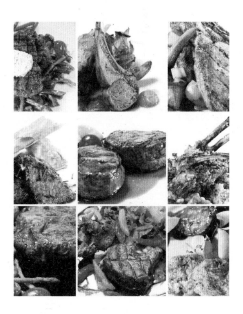

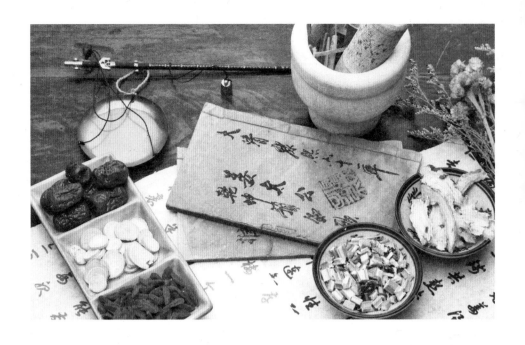

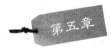
第五章

失眠症的中医保健奇奥，
你了解吗？

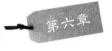

第六章　治疗失眠的中医传统方法

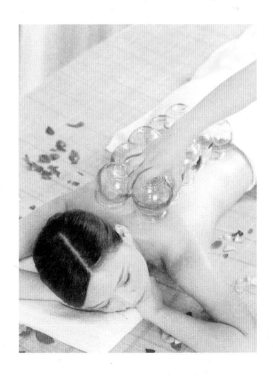

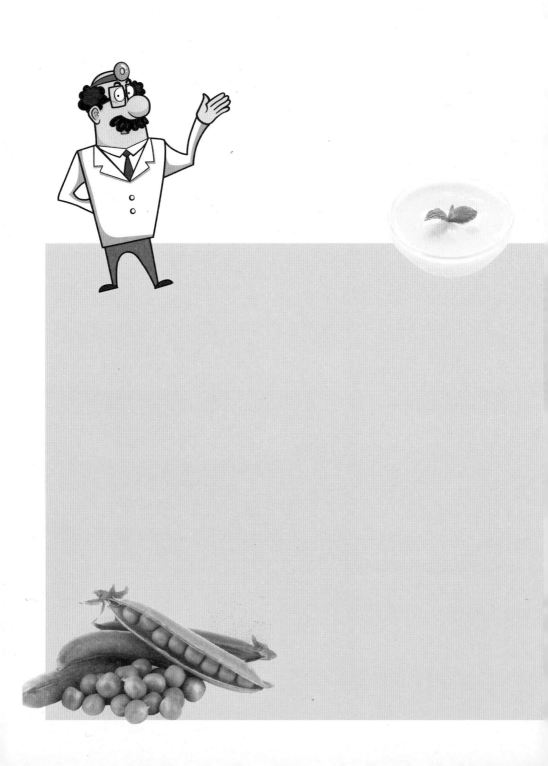

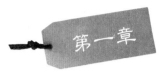

第一章

失眠的相关知识，
你知道吗？

　　睡眠本属"起居作息"范畴，由于人的一生约有 1/3 的时间是在睡眠中度过的，所以，睡眠对人体而言非常重要。现实生活中很多人都有过"失眠"的经历，所以，对于失眠需要引起我们的重视。失眠在中医称为"不寐"，是指睡眠时间不足或质量差。其表现为夜晚难于入眠，白天精神不振，工作和学习效率低。偶然失眠不能算作疾病，它是由偶然因素引起的。长期、反复的失眠称为习惯性失眠，又分为继发性和原发性两种。习惯性失眠就是病态了。

　　本章从基础出发，针对失眠的一些常识问题，给出了 23 问，如：失眠会有哪些危害？什么人容易失眠？哪些睡眠习惯易导致失眠？怎样预防失眠？通过这些问题，将知识点逐一介绍。同时，为了巩固知识结构，本章应用中医理论对失眠的认识与治疗、失眠的生活调养要点、失眠的饮食调理原则等内容进行了介绍，帮助读者扫清知识障碍，了解失眠了应如何调养。

失眠问答

◎生活中很多人或多或少的都有被失眠困扰的经历，对于失眠，有哪些是需要我们了解的常识呢？

1. 人的睡眠有哪两种状态？

人的正常睡眠状态分为两种，一是非快速眼动期，即 NREM 睡眠期，特点是脑电波呈睡眠表现，肌肉活动较清醒时减弱，不伴剧烈的眼球运动。该时期又可分为四个阶段，Ⅰ、Ⅱ、Ⅲ、Ⅳ 期非快动眼睡眠。其中 Ⅲ、Ⅳ 阶段又合称为慢波睡眠，因为睡眠程度很深，所以又叫深度睡眠，是十分有意义的睡眠阶段。二是较为特殊的快动眼睡眠期，即 REM 睡眠期，虽然它仍属于睡眠阶段，但与非快动眼睡眠的差别不亚于睡眠与醒觉的差别。

人在上床以后具体的睡眠过程如下：上床以后，首先经历的是身体松弛但头脑还清醒的入睡前阶段，此时脑电活动的特征是有规律的 8 ～ 13 赫兹的波。其后进入 NREM 睡眠第一期。睡眠正常的人，第一期睡眠持续 0.5 ～ 7 分钟，便进入 NREM 睡眠的第二期。大多数年轻成人在入睡后 30 ～ 45 分钟进入 NREM 睡眠第三期及第四期，

根据年龄的不同，睡眠持续的时间从几分钟到一小时不等，然后变浅，回到第二期睡眠。在开始入睡后 70 ～ 90 分钟，出现一夜中的第一个 REM 阶段，通常只持续 5 分钟左右。这第一个 REM 睡眠阶段的生理表现（眼球快速运动）及心理表现（做梦）的强烈程度都是一夜间各个 REM 阶段中最弱的一次。

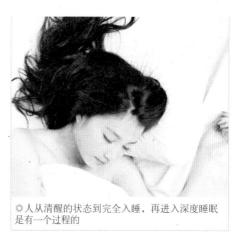

◎人从清醒的状态到完全入睡，再进入深度睡眠是有一个过程的

第一个 REM 睡眠之后再进入 NREM 睡眠的第二期，意味着第二个睡眠周期的开始。第二个周期中的睡

眠时间一般要比第一周期的时间短些。然后，在入睡后3小时左右，便进入当晚的第二个REM睡眠阶段，持续约10分钟。从第二个REM睡眠到早晨醒来为止，成人的NREM睡眠第二期与REM睡眠大约每隔90分钟交替一次，儿童的交替周期要短些，只有60分钟左右。第四期NREM睡眠主要发生在前半夜，后半夜第三期及第四期睡眠时间越来越减少，到后来只有第三期睡眠而没有第四期深睡。从REM睡眠来看，第一次REM睡眠阶段以后，两次REM阶段之间的时间间隔逐渐缩短，而每次REM睡眠持续时间却逐渐延长，REM睡眠的生理及心理表现也越来越明显。一夜之内总共出现4～6次REM睡眠，一次平均约持续15分钟，有时可长达1小时。

总的来说，睡眠有个过程，具体为：①睡眠时先进入非快动眼睡眠期。②快动眼睡眠期与非快动眼睡眠期大约90分钟变换一次。③前半夜主要为非快动眼睡眠，后半夜快动眼睡眠出现得较多。④入睡后醒觉时间不应该超过总睡眠时间的5%。

2.不同年龄段的人睡眠时间都一样吗?

人一天必须要睡足8小时？美国抗癌协会的调查表明，每晚平均睡7～8小时的人，寿命最长；每晚平均睡4小时以下的人，有80％是短寿者。但北京朝阳医院睡眠呼吸疾病诊疗中心主任郭兮恒指出，不同年龄段的最佳睡眠时间是不同的，应按照自己的年龄科学睡眠。

60岁以上老年人每天睡5.5～7小时。老人应在每晚12点前睡觉，晚上睡觉的时间有7小时，甚至5.5小时就够了。阿尔茨海默病协会公布的数据显示，每晚睡眠限制在7小时以内的老人，大脑衰老可推迟2年。而长期睡眠超过7小时或睡眠不足会导致注意力变差，甚至出现老年痴呆，增加早亡风险。

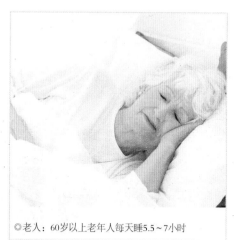

◎老人：60岁以上老年人每天睡5.5～7小时

建议：老人最常见的睡眠问题是多梦和失眠。多梦是由于老人脑功能退化；失眠多因体内褪黑素分泌减少所致，褪黑素是体内决定睡眠的重要因素之一。建议晚间睡眠质量不好的老人，最好养成午休习惯，时间不要超过1小时。否则，大脑中枢神经会加深抑制，促使脑中血流量相对减少，体内代谢减慢，导致醒来后周身不舒服，甚至更困倦。

30～60岁成年人每天睡7小时左右。成年男子需要6小时睡眠时间，妇女需要7.5小时左右，并且应该保证晚上10点到早晨5点的优质睡眠时间。因为人在此时易达到深睡眠状态，有助于缓解疲劳。芬兰一项针对2.1万名成年人进行的22年跟踪研究发现，睡眠不到7小时的，与睡7～8小时的相比，男性死亡率高出26%，女性高出21%；睡眠超过8小时的，与睡7～8小时的相比，男性死亡率高出24%，女性高出17%。

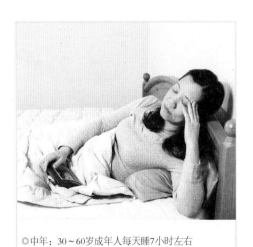

◎中年：30～60岁成年人每天睡7小时左右

建议：这个年龄段的人若缺乏睡眠，多与脑力减退或压力导致的暴饮暴食等不良习惯有关。郭兮恒提醒，除尽可能缓解压力外，还可以在就寝环境上下功夫，如减小噪声、通风换气、适当遮光等。同时，选择10~15厘米高、软硬适中的枕头。

13～29岁青年人每天睡8小时左右。这个年龄段的青少年通常需要每天睡8小时，且要遵循早睡早起的原则，保证夜里3点左右进入深睡眠。平常应保证晚上10点上床、早6点起床，周末也尽量不睡懒觉。因为睡觉时间过长，会打乱人体生物钟，导致精神不振，影响记忆力，并且会错过早餐，造成饮食紊乱等。

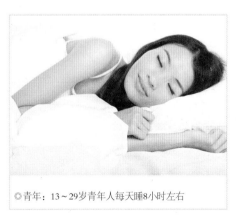

◎青年：13～29岁青年人每天睡8小时左右

建议：年轻人多习惯熬夜，这会直接影响到他们第二天的精神状态，易使皮肤受损，出现暗疮、黄褐斑等问题。因此，年轻人最重要的是规范自己的生活，入睡前1小时不要吃东西，中午小睡半小时，对身体更有益。

4～12岁儿童每天睡10～12小时。 4～10岁的儿童每天睡12个小时是必要的，每晚8点左右上床，中午尽可能小睡一会儿。年龄再大一些的儿童睡10小时，甚至8小时就足够了。孩子如果睡眠不足，不仅会精神不振、免疫力低下，还会影响生长发育。睡觉时间也不能过长，若超过12小时，可能会导致肥胖。

根据他们自己的睡眠节律而定，比如有些宝宝习惯在接近中午时和下午晚些时候各睡一觉。

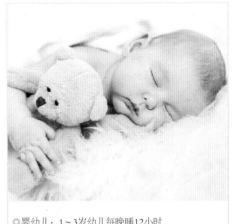

◎婴幼儿：1～3岁幼儿每晚睡12小时

建议： 这个年龄段的宝宝容易因玩得太兴奋而影响睡眠。有时候，他们进入了睡眠状态，脑子却还在活动；睡着了，还常磨牙、踢被子、尿床等。这些都会影响宝宝的大脑和身体发育。因此，建议父母在宝宝睡前1小时先给他们洗个温水澡，放松全身；讲个小故事或放一些轻松、舒缓的音乐等，也有助于入眠。

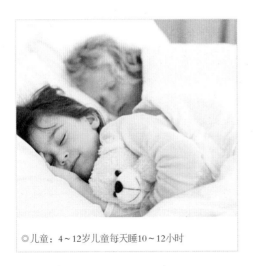

◎儿童：4～12岁儿童每天睡10～12小时

建议： 儿童基本没有睡眠障碍，只要营造良好的环境就行。睡前不要吃东西，卧室不要有过亮的灯或较刺激的音乐。最好与孩子一起定个时间表，督促他们按时睡。

1～3岁幼儿每晚睡12小时。 幼儿每天夜里要保证12小时睡眠，白天还需再补两三小时。具体的睡眠时间，可以

3.睡眠与生物钟之间存在什么关系?

生物钟实际上是生物体生命活动的内在节律性，由生物体内的时间结构序所决定。合理地按照人的心理、智力的生物节律，来安排一天、一

周、一月、一年的作息时间，能提高工作效率和学习成绩，减轻疲劳，预防疾病，防止意外事故的发生。

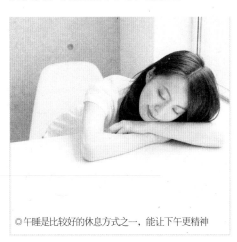

◎午睡是比较好的休息方式之一，能让下午更精神

人体生物钟的建立、调节与松果体有关。松果体是长5~8毫米、宽3~5毫米的椭圆形小体，形似松果，故而得名。位于大脑内的第三脑室顶，又称脑上腺，能合成、分泌多种生物胺和肽类物质，主要有调节神经系统和生殖系统的功能，这种调节具有很强的生物节律性，并与光线的强度有关。

每个人都有自己的睡眠方式与习惯，有人喜欢早睡早起，有人则愿意晚睡晚起。人的情绪好坏不仅受睡眠时间长短的影响，还与是否按生物钟安排入睡和起床的时间有很大关系。研究表明，绝大多数人在下午2~4点易出现困乏现象，若想避免此现象发生，最好午睡片刻。晚上5~7点，人体体温最高，此时锻炼有助于晚上入睡，并能提高睡眠质量。晚上10~11点，人体开始准备休息，各脏器活动极慢，便于入梦。

4. 如何评论睡眠是否正常？

充足的睡眠不只是简单的休息，更能给人的活动提供充沛能量与精力。那么什么是正常的睡眠呢？只要符合以下几个条件，就可以说是进入了正常的睡眠状态。

①姿势固定。一般为仰卧、侧卧，在特殊情况下，可以趴着或坐着入睡。

②对刺激反应减弱。入睡以后，人体对低强度的声音、光线或触摸等刺激反应明显减弱。

③可逆性。人体受到一定刺激后，很容易恢复清醒，如声音刺激、光线刺激、外力刺激等。使人醒来的刺激程度视个人情况、入睡时间、周围环境而不同。

④意识相对丧失，没有自主肌肉活动。也就是说，入睡者不可能进行有意识的肢体活动，如行走、谈话、写作等。

5. 做梦会不会影响睡眠质量？

做梦是人体在睡眠中某一个阶段

的意识状态下所产生的一种自发性心理活动，是人体的各种刺激在睡眠时作用于大脑特定皮质，包括残存于大脑里的兴奋痕迹所引起的。几乎每个人都有做梦的体验。现代医学认为，约有80%的梦境发生于睡眠中的快波时相，而大约20%的梦境发生于睡眠中的慢波时相。一般情况下，成年人每晚做梦的间隔时间为90～100分钟，即每晚做梦4～5次，一共有80～120分钟。

由于梦境大多数在睡眠中的快波时相中出现，而在此时相中，人很容易被惊醒。如果在快波时相中醒来，90%～95%的人会感觉到自己做梦了，甚至能不同程度地记得梦境中所发生的事；如果睡眠者从慢波时相中醒来，对夜间的梦境就一无所知了。相比之下，儿童做梦的次数为什么要少于成年人呢？这与儿童的经历较少、思想较简单有关。

"日有所思，夜有所梦"这句话有一定道理，梦境的内容不会远离现实生活，与做梦者的文化背景、教育程度、生活性质、心理活动、宗教信仰、身体状况、精神状态等因素有密切的关系。一些心理学家认为，梦境的内容多是以迂回、隐晦的形式表达着某种意愿。因此，有些梦境，特别是短时间内重复出现的类似梦境，往往有一定意义。总之，夜间是否做梦或做梦的多与少，对于睡眠质量并没有实质的影响。

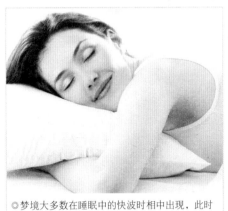

◎梦境大多数在睡眠中的快波时相中出现，此时人很容易被惊醒

6. 失眠的概念是什么？

失眠即"睡眠失常"，是指无法入睡或无法保持睡眠状态，导致睡眠不足，又称"入睡和维持睡眠障碍"。为各种原因引起的入睡困难、睡眠断断续续不连贯、过早地醒来、醒后不能再继续睡，表现为睡眠不足、全身乏力，有倦怠感觉。多因健康情况不佳、感觉不适、生理节奏被打乱、睡眠环境影响等，也有人是害怕睡眠而失眠的。

也可以说失眠是指患者对睡眠时间或质量不满足，并影响白天社会功能的一种主观体验。失眠是临床常见病症之一，虽不属于危重疾病，但妨碍人们正常生活、工作、学习和健康，并能加重或诱发心悸、胸痹、眩晕、头痛、中风等病症。顽固性的失眠，给病人带来长期的痛苦，甚至形成对安眠药物的依赖，而长期服用安眠药物又可引起医源性疾病。

7. 失眠会有哪些危害?

社会的高速发展使人们的压力越来越大，不少人在经过一整天的辛苦工作后晚上反而睡不着。大多数的失眠患者都是由于心理压力过大而导致的。那么，失眠有哪些危害呢?

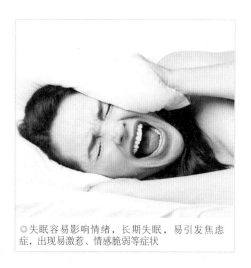

◎失眠容易影响情绪，长期失眠，易引发焦虑症，出现易激惹、情感脆弱等症状

①失眠的危害从短期效应来看，睡眠不足直接影响的是第二天的工作与学习，出现精神萎靡、疲惫无力、情绪不稳、注意力不集中等现象。偶尔的失眠带来的是第二天的疲倦和动作不协调。长期失眠的人预示有职业行为不佳、注意力不能集中、记忆出现障碍、工作力不从心，事故发生概率较睡眠正常的人高两倍。据研究发现，失眠的人与睡眠正常的人相比，升职比较难、工资偏低。

②失眠的危害从长远的角度来看更是巨大和深远的。大多数患者长期失眠，越想睡越睡不着，越急越睡不下，易引发焦虑症，出现易激惹、情感脆弱、多愁善感、自我封闭、人际关系紧张、生活缺乏兴趣、性欲减退，伴焦虑、抑郁等精神症状。失眠人群患抑郁症的人数为正常人的3倍。而有抑郁症伴严重失眠的病人，他们的自杀率大大增加。近年来，中青年和大学生的自杀率有增无减，成为家庭、社会不安定的重要因素。

③失眠与躯体疾病关系密切，睡眠不足会使人体免疫力下降，抗病和身体康复疾病的能力低下，容易感冒，加重其他疾病或诱发原有疾病的发作，如心脑血管病、高血压、糖尿病、胃肠道疾病等。实践证明，手术后的病人睡不好，明显延长伤口愈合的时间，如病人的基本睡眠得不到满足，他们身体康复的希望几乎微乎其微。儿童如患有严重睡眠不足，可影响其身体发育，因为在睡眠时特别在深睡期脑垂体分泌生长激素最多，是促进孩子骨骼生长的主要物质。生长

激素还能使皮肤细胞加速新陈代谢，"燃烧"体内脂肪，维持人体代谢于"年轻"状态，故睡眠充足的人容颜滋润靓丽、身材匀称。以上列举的是睡眠不足直接危害个人健康，造成个人生活质量严重下降的现象。

④失眠对人的社会性也会造成极大的危害。由于长期陷入对于睡眠的担心与恐慌中，人会变得多疑、敏感、易怒及缺乏自信，这些势必影响其在家庭和工作中各方面的人际关系，从而产生孤独感、挫败感。

⑤睡眠不足间接引起的经济损失和危害性更是触目惊心。由于白天身体疲劳、精神萎靡，大大增加了工作时意外事故发生的概率，不仅危及自己还危及他人性命，对社会造成巨大损失。

8. 失眠的症状表现有哪些？

失眠症是一种十分复杂的精神类疾病，这种疾病十分危险，需要及时治疗。如果经常受失眠的症状影响，一定要及时到专业医院治疗。一般来说，失眠患者的主要表现为：

①入睡困难；

②不能熟睡，睡眠时间减少；

③早醒、醒后无法再入睡；

④频频从噩梦中惊醒，自感整夜都在做噩梦；

⑤睡过之后精力没有恢复；

⑥发病时间可长可短，短者数天可好转，长者持续数日难以恢复；

⑦容易被惊醒，有的对声音敏感，有的对灯光敏感；

⑧很多失眠的人喜欢胡思乱想。

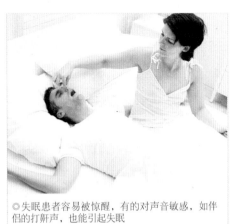

◎失眠患者容易被惊醒，有的对声音敏感，如伴侣的打鼾声，也能引起失眠

9. 失眠可以分为哪些类？

失眠按严重程度分类：

①轻度：偶发，对生活质量影响小；

②中度：每晚发生，中度影响生活质量，伴一定症状（如易怒、焦虑、疲乏等）；

③重度：每晚发生，严重影响生活质量，临床症状表现突出。

失眠按周期分类：

①短暂性失眠（小于1周）。在经历到压力、刺激、兴奋、焦虑时；生病时；至高海拔的地方；或者睡眠规律改

变时（如时差、轮班的工作等）都会有短暂性失眠障碍。这类失眠一般会随着事件的消失或时间的拉长而改善。但是短暂性失眠如处理不当，部分人会导致慢性失眠。短暂性失眠主要治疗原则为间歇性使用低剂量镇静安眠药或其他可助眠之药物，如抗忧郁剂，同时保持好的睡眠卫生习惯。

②短期性失眠（1周至1个月）。严重或持续性压力，如重大身体疾病或开刀，亲朋好友的过世，严重的家庭、工作或人际关系问题等可能会导致短期性失眠。这种失眠与压力有明显的相关性。治疗原则为短期使用低量镇静安眠药或其他可助眠之药物，如抗忧郁剂，并采用行为治疗（如肌肉放松法等）。短期性失眠如果处理不适当也会导致长期失眠。

③长期失眠（大于1个月）。又称为慢性失眠，亦可维持数年之久。有些人面对压力（甚至仅仅为正常压力）时，就会失眠，就像有的人容易得慢性胃炎或偏头疼一样，已经形成了一种对压力的习惯性模式。

这些患者的异相睡眠都少，并易诱发脑电的唤醒反应。从脑电图分析波看，他们的睡眠时间总是比主诉的多，失眠的后果并不严重，长期失眠者有时精神萎靡，可用药物治疗纠正。

失眠按常见类型分类：

①起始失眠。又称入睡困难型失眠。特点为夜晚精力充沛，思维活跃，上床后辗转难眠，毫无困意，直至后半夜才因极度疲劳而勉强入睡。这种类型人占失眠的大多数，通常是"猫头鹰型人"，以青壮年多见。

②间断失眠。又称熟睡困难型失眠。特点为睡眠程度不深，夜间常被惊醒，醒后久久无法再眠。这种类型人通常更为焦虑痛苦。常见于体弱、有慢性病及个性特殊的人。

③终点失眠。又称睡眠早醒型失眠。特点是早早醒来，后半夜一醒即再难入睡。白天精神状态差，常常打盹，至下午精神才好转，常见于动脉硬化病人及年迈的老人。

由于每个人睡眠规律与类型的不同，因此诊断失眠还应参照睡眠质量标准。有的老年人素来醒得很早，醒后十分精神，白天不觉疲劳，尽管少眠但不属失眠范围。

10. 影响失眠的心理因素有哪些?

由于生活节奏加快，竞争日益激烈，加之纷繁复杂的各种娱乐活动占据了很多人的睡眠时间。在这种神经系统长时间处于高度紧张的状态下，如果心理调适不当就会影响睡眠质量，严重者甚至导致失眠。常见的容易导致失眠症的心理因素主要有以下几种。

①怕失眠。怕失眠主要是一种心理上的隐忧，主要表现是晚上一上床，所有的精神集中点都在担心睡不着，或者尽量让自己尽快入睡，使本应处于抑制状态的脑细胞因思考而处于兴奋状态，结果往往适得其反。

②怕做梦。不少失眠症患者不能正确看待做梦，认为做梦是睡眠不好的表现，对身体有害，有人甚至认为多梦就是失眠。这种错误观念往往使人焦虑，从而导致失眠。

③兴奋。兴奋是指因为某人或某事使大脑皮质进入兴奋状态，相应器官或身体其他部位的活动性增加，因此而出现迟迟难以入睡或入睡后很早醒来的现象。

④心理创伤。有的人曾经受到某种和黑暗有关的心理创伤，会出现怕黑、夜晚难以入睡的症状。尤其是再次受到类似的刺激后，症状会更为明显。

⑤突发刺激。突发刺激是指在受到突发事件的刺激后不能够做出正确的反应，感到手足无措，晚上睡觉时因左思右想而难以入睡。

11. 哪些疾病会引起失眠?

常见的容易导致失眠症的疾病因素主要有以下几种。

①精神疾病。主要有精神分裂症、情感性精神障碍、反应性精神病、神经症中的神经衰弱、抑郁性神经症、焦虑性神经症和偏执性精神病等。

②病理性疾病。如中枢神经系统疾病可以影响脑功能，造成失眠；呼吸系统、泌尿系统、消化系统疾病造成的疼痛、痒、麻、心慌、气短、抽搐等症状，也会干扰睡眠，造成失眠。

12. 引发失眠的外在因素有哪些?

造成失眠的环境因素包括社会环境和自然环境。

①社会环境。包括出差、旅游、探亲、出国或照料病人、婴儿等，睡眠环境易被干扰。

②自然环境。包括温度、湿度变化过大，不利于睡眠的花卉及特殊气味；床过软或过硬，枕头高度不合适等，都会引起人体的不适感，引发环境性失眠。

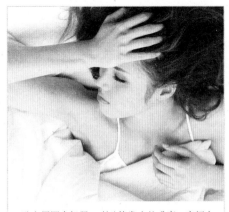

◎卧室周围有机器、喇叭等发出的噪声，房间内的色彩、光线、通风等因素都会影响睡眠

13. 判定失眠有哪些标准?

失眠是现在生活中最常见的问题。失眠通常指患者对睡眠时间和或质量不满足并影响白天社会功能的一种主观体验,包括入睡困难、时常觉醒及(或)晨醒过早。可引起人的疲劳感、不安、全身不适、无精打采、反应迟缓、头痛、记忆力不集中等症状。它的最大影响是精神方面的,严重一点会导致精神分裂。常见临床类型有:原发性睡眠障碍、继发性睡眠障碍、假性失眠。失眠的诊断要点主要有以下几点。

①失眠引起显著的苦恼、精神活动效率下降或妨碍社会功能。

②不是任何躯体疾病、精神障碍症状的部分。

③以睡眠障碍为唯一的症状,其他症状均继发于失眠,包括难以入睡、睡眠不深、易醒、多梦、早醒、醒后不易再睡、醒后感觉不适、疲乏或白天困倦。

④上述睡眠障碍每周至少3次并持续1个月以上。

14. 失眠与失眠症是不是一回事?

生活中,人们一般认为睡眠质量不好就是患上了失眠症,其实这种看法并不是完全正确的。失眠通常是指由各种原因引起的睡眠不能满足机体正常生理需求的现象,包括入睡困难(入睡时间超过30分钟)、睡眠维持障碍(夜间觉醒次数超过3次或凌晨早醒)、多梦和睡眠质量下降等。次日白天伴有疲乏、警觉性降低、精力下降,以及行为、情绪不佳等。

人的一生中或多或少都会偶尔出现失眠,一般无须治疗即可很快恢复正常,因此不必过分担心。只有发生频率较高及持续时间较长的失眠,才可以称为"失眠症"。"失眠症"通常是指每周至少发生3次,持续4周或更长时间的睡眠时间不足(每晚总睡眠时间比平时睡眠时间少2小时以上)或睡眠质量不高,并且影响白天正常生活。一旦出现这种情况,就应当及早去医院治疗了。

15. 失眠与多梦存在什么样的关系?

清晨醒来,有的人神清气爽,有的人却抱怨晚上做梦太多,影响了睡眠,导致白天学习、工作精力不足。其实这种看法是错误的。做梦并能回忆梦境并不是睡眠不深的标志,不能说做了梦就是夜间没有睡好。因为不管有无做梦的感觉,每个人在夜间睡眠时都必定做4~5次梦。

监测述说做梦多的慢性失眠患者的脑电图,可以发现他们的睡眠周期和普通人并无差别。因此,长期失眠患者的述说是不可靠的，他们往往对睡眠时间期望过高，而对实际睡眠时间估计过低。心理测试发现，这类体验同性格有直接的关系。因此，以是否多梦来判断是否失眠和失眠的程度是毫无根据的。

16. 失眠与情绪过激存在什么样的关系?

当一件令人振奋的事突然降临，人们可能会激动不已；当遇到令人十分痛苦的事情，人们可能会忧心忡忡或愤恨不已；而当被一件使人百思不解的事情所困扰时，人们通常冥思苦想，以致辗转反侧，夜不能寐。以上情况均属于情绪过激。

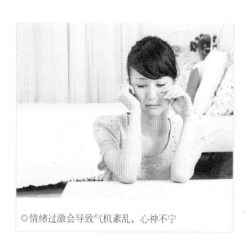

◎情绪过激会导致气机紊乱，心神不宁

中医理论认为，所谓情绪过激，是指喜、怒、忧、思、悲、恐、惊七种情绪激烈的，而且是长期的变化。

中医理论还认为这七种情绪活动由五脏分主，如果情绪过激，则影响脏腑功能。如过喜则伤心，使心气涣散；忧则伤肺；悲则气消；过思则伤脾，气机结滞；怒则伤肝，血气上逆；惊恐则伤肾，惊则气乱，恐则气下。

由情绪过激导致的失眠，初期表现为气机紊乱、心神不宁。若气机郁结日久，则化生火热，灼伤气血；气血不足，则心神失养，势必加重失眠，反过来又造成情绪过激，如此便形成了恶性循环。

17. 失眠与神经衰弱存在什么样的关系?

日常生活中，失眠与神经衰弱密切相关。

①失眠属于神经功能性疾病，而神经衰弱虽不属于神经系统器质性疾病，但也是一种神经功能疾病。神经衰弱是由精神因素引起的，主要症状表现为容易激动，对声、光、冷、热等刺激极为敏感，并经常伴有头晕、心慌、厌食、性功能异常、失眠、多噩梦、无精打采、思维迟钝、记忆力减退等。

②神经衰弱患者在各种刺激因素的影响下，可造成神经活动过度紧张，使神经细胞康复能力下降，大脑皮质衰弱，皮质下功能调节障碍，最

后导致自主神经功能紊乱。最早出现的症状和最典型的症状就是失眠，主要症状有睡不着、浅睡、早醒、醒后不易再睡、多梦、白天感觉疲劳、头晕、头疼、感觉过敏等。

③有失眠症状的人不一定是神经衰弱者，但绝大多数神经衰弱患者都有失眠症状。

18. 什么人容易失眠?

以下几种人群比较容易患失眠。

①吸烟、喝酒者。即使很少量的酒精，也会对人的睡眠有影响。多数在晚上喝酒后入睡的人，往往在后半夜2～3点醒来，之后便再也无法入睡。这是由于酒精激活交感神经，使深睡眠期的时间减少。烟草中的尼古丁有类似于咖啡因的兴奋作用，可增加肾上腺素的释放，刺激中枢神经系统，唤醒身体。尤其是睡觉前1小时吸烟，后半夜往往醒来难以再入睡。

②倒班工作者。大多数人对于倒班工作很不适应。因工作时间和正常的作息时间不一致而产生的失眠称为"倒班工作睡眠障碍"。人体的生物钟不能自动适应倒班日程，其调节过程比较缓慢，至少要一周的时间。

③出差、旅游者。出门在外，饮食、作息时间往往没有规律，生活节奏被打乱，会导致原来的睡眠节律紊乱，很容易导致想睡觉的时候睡不着，而不该睡觉的时候想睡觉。因此，罹患失眠的概率便大大增加。

此外，由于职业的原因，白领、脑力劳动者的失眠发病率比其他人高。

19. 为什么老年人容易失眠?

年龄因素和失眠有一定关系，但没有必然联系。一般来说，人进入老年阶段，睡眠模式逐渐发生变化，表现为夜间睡眠浅而容易惊醒、睡眠中多次出现短暂的觉醒或早醒、睡眠质量下降等。有的老年人出现睡眠时间提前，表现为早睡早醒；也可能出现分阶段睡眠模式，即睡眠时间在昼夜之间重新分配，夜间睡眠减少，白天瞌睡增多，经常小睡，因此在24小时内的总睡眠时间并不减少。这说明老年人获得深睡眠和长时间睡眠的能力下降，而不是睡眠时间减少。

老年人的失眠比例比较高，就是由于老年人的深睡眠时间减少、多梦，造成睡眠质量下降所致。但不是所有老年人都失眠，这可能与其他因素（如生活方式、心理状态、健康情况）有关，应积极寻找失眠的原因，对症治疗，而不要一味归咎于年龄。

20. 为什么脑力劳动者易失眠?

白领、脑力劳动者由于职业的关

系，容易患失眠症，失眠人数占我国总失眠人数的60%以上。其主要原因有以下几点。

①用脑时间过长。由于神经系统长时间处于紧张状态，大脑释放的兴奋物质过多，脑细胞过于兴奋而导致神经系统超负荷工作，这种兴奋状态使大脑难以得到正常的修复和抑制，因此容易患上神经衰弱和失眠症。

②深夜工作的习惯。不少白领有深夜工作的习惯，甚至为了工作而通宵达旦。长期晚睡早起，加之中午又没有午睡时间，使生物钟紊乱，更容易导致失眠。

③饭后立即投入工作。这种做法是不符合用脑卫生的。这是因为饭后胃肠道的血液供应增加，脑部的血液供应便相对减少，而大脑对血液供应十分敏感，所以饭后立即用脑容易引起失眠。

④工作压力过大。紧张而繁重的工作任务使白领们经常加班加点地去完成，导致不能正常休息。所以第二天困倦不已，注意力分散。久而久之，会导致失眠。

21. 女性为什么会比男性容易失眠?

据统计，女性失眠的次数约为男性的两倍。女性在睡眠程度、质量、时间上多与生理因素有直接关系。

①女性在月经来潮前，卵巢停止分泌雌激素和孕激素，体内激素水平下降，致使情绪烦躁不安、易怒或抑郁。女性通常在月经来潮前一周出现失眠，以入睡困难为主要特征，是经前综合征患者抱怨多的问题。

②妊娠期女性的睡眠障碍开始多表现为嗜睡，进而逐渐发展成为严重失眠，一般都与睡眠姿势不当、腰痛、尿频、胎动有关。一般失眠症状在分娩后依然持续存在，主要与夜间照顾婴儿有关，以后逐渐会恢复正常。

③女性在绝经前后的更年期里，激素分泌水平下降，褪黑素减少，容易出现抑郁、焦虑等症状，引发失眠。一般情况下，绝经期失眠经过数月或数年后可自行缓解。

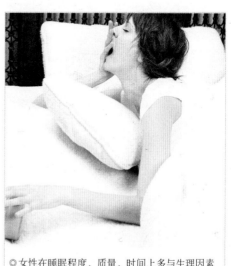

◎女性在睡眠程度、质量、时间上多与生理因素有直接关系，所以女性失眠的次数高于男性

④对于既要照顾家庭，又要兼顾工作的女性来说，家庭的琐事和工作的压力都有可能导致失眠。

相比之下，男性不管在事业上还是家庭上，应对能力和承受能力都要比女性强，而且男性又不必经历月经、妊娠、分娩等痛苦，不会因此而产生失眠。所以，男性失眠患者明显少于女性。

22.哪些睡眠习惯易导致失眠？

以下八种不良的睡眠习惯可导致失眠。

①睡前生气。人发怒时，会使心跳加快、呼吸急促、神经紧张，处于这样的生理和心理状态下往往难以入睡。

②睡前饱餐。睡前吃得过饱，胃肠的消化负担加重，胃部神经信号会不断刺激大脑，使人难以安睡。

③睡前饮茶。茶叶中的咖啡因等物质会刺激中枢神经，使人兴奋而无睡意。尤其是睡前喝浓茶，对身体健康危害极大。

④睡前说话。睡前说话太多容易使大脑兴奋，思维活跃，从而使人难以入睡。

⑤剧烈运动。睡前剧烈活动，会使大脑内控制肌肉活动的神经细胞呈现极强烈的兴奋状态，不能很快入睡。

⑥枕头过高。枕高以8～12厘米为宜，过高则会影响呼吸，易打呼噜，导致颈部不适或失眠。

⑦坐着睡眠。这样会使心率减慢，血管扩张，减少流到各脏器的血液，从而加重脑缺氧，导致失眠、头晕、耳鸣。

⑧仰面而睡。睡的姿势，以向右侧身而卧为最好，这样全身骨骼、肌肉都处于自然放松状态，容易入睡，也容易消除疲劳。仰卧则使全身骨骼、肌肉仍处于紧张状态，不利于消除疲劳，会影响睡眠质量。

23.怎样预防失眠？

防治失眠方法很多，可概括为病因防治、心理防治、体育防治、药物防治、食物防治以及按摩法等方面。

①病因防治。对于身体因素、起居失常、环境因素等造成的失眠，宜采用病因疗法，即消除失眠诱因。对身患各种疾病从而影响睡眠的病人，应当首先治疗原发病，再纠正继发性失眠。

②心理防治。平素宜加强精神修养，遇事乐观超脱，不过分追求能力以外的名利，是避免情志过极造成失眠的良方。青年人则应学会驾驭自己的情感，放松思想；老年人则要学会培养对生活的浓厚兴趣，每天对生活内容作出紧凑的安排，防止白天萎靡

不振。心理治疗常用的方法有自我暗示法。即上床前放松精神，建立自信心，并对自己说："今晚我一定能睡着。"躺好后默念："我头沉了，我疲劳了；我肩沉了，我很累了；我臂沉了，工作完成了；我腿沉了，我要睡了。"长期进行这样的自我训练，可以形成良好条件反射，乃至上床就睡着。

③体育防治。体育防治也可以说是运动防治，《老老恒言》中说："盖行则身劳，劳则思息，动极而反于静，亦有其理。"体育锻炼不仅改善体质，加强心肺功能，使大脑得到更多新鲜血液，而且有助于增强交感神经副交感神经的功能稳定性，对防治失眠有良好作用。一般在睡前2小时左右可选择一些适宜项目进行锻炼，以身体发热出微汗为度。

④药物防治。安眠药治疗失眠应用面最广，但不到不得已时不宜使用，或尽量少用。安眠药一经服用往往产生依赖性、成瘾性，对肝、脑以及造血系统有不良作用，易发生药物中毒反应，安眠药还打乱了睡眠周期节律，影响脑力恢复。所以安眠药偶尔服、短期用较好，对于中老年人以及失眠不严重的人宜选中成药为佳。

⑤食物防治。失眠者可适当服用一些有益睡眠的食物，如蜂蜜、龙眼、牛奶、大枣、黑木耳等，还可配合药膳保健。药膳种类很多，可根据人的体质和症状辨证选膳。常用药膳有茯苓饼、银耳羹、百合粥、莲子粥、山药牛奶羹等。此外，猪脊骨汤效果亦好。

⑥按摩法。失眠者可于睡前调节呼吸，全身放松，排除杂念，可帮助入静安眠。失眠者亦可躺在床上进行穴位按摩，如按揉双侧内关穴、神门穴、足三里穴及三阴交穴，左右交替揉搓涌泉穴等都有助于催眠。在按摩过程中要尽量做到心平气和，思想放松，如此效果才好。

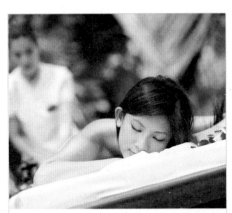

◎失眠需要预防，除了饮食、药物的调理外，按摩能让人得到很好的放松，对治疗失眠有益

中医对失眠的认识与治疗

◎自古以来，中医对失眠就有深入而细致的研究，对造成失眠的原因有较细致的分类。

1.中医对失眠的分析

失眠是指无法入睡或无法保持睡眠状态，导致睡眠不足。失眠在中医上称为"不寐"。不寐是指"不得眠、不得卧、目不瞑"，即指入睡困难，或睡而不酣，或时醒时睡，或醒后再无法入睡，或整夜不能入睡。其病位主要与心、脾、胃、肝、肾等脏腑相关。病因多为心神失养或邪扰心神。脏腑功能失调，阴阳失衡是主要病机。若暴怒、思虑、忧郁、劳倦等伤及诸脏，精血内耗，彼此影响，多形成顽固性不寐。临床上以虚证或虚实夹杂者居多，亦有为瘀血所致者。相当于西医的神经官能症等疾病。

"不寐"在中医上的诊断要点上主要分三类。

第一类，郁病。郁病多属情志所伤，发病与肝最为密切；主证与情绪变化相关，睡眠异常多为兼次证。而不寐多由心神失养或邪扰心神所致，病位主脏在心，以入睡困难，或睡不酣，或时睡时醒，或醒后不能再睡，或整夜不能入睡等为主要表现。若郁病、不寐主证相同或者差不多，则应辨别轻重，依主病辨证论治。

第二类，脏躁。"脏躁"乃脏阴不足，有躁动之象，多由情志不舒或思虑过度、肝郁化火、伤阴耗津、心脾两虚所致，其中睡眠不安为次要表现。不寐以睡眠异常为主要表现，且此类患者无明显的情志异常。

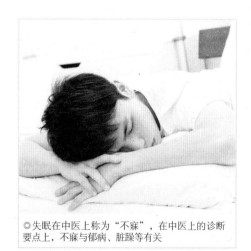

◎失眠在中医上称为"不寐"，在中医上的诊断要点上，不寐与郁病、脏躁等有关

第三类，与躯体严重不适有关的睡眠障碍。由于躯体疾病如疼痛等引

起失眠，应与"不寐"有所鉴别。一般由原发病引起的失眠，在治疗原发病后睡眠异常情况都会随之改善，而"不寐"则无明显原发病。

2. 失眠的中医养生之道

不寐在中医上的辨证论治，主要病机是阳不入阴、阴阳失调。其主要病位是在心，与肝、胆、脾、胃、肾等脏腑相关。

虚证不寐多属阴血不足，心失所养；实证不寐多为火盛扰心，心神受扰。治疗不寐，应遵循"虚则补之，实则泻之""阴平阳秘"的原则，通过调和脏腑最终达到宁心安神的目的。

虚者宜补其不足；实者宜泻其有余；虚实夹杂者，应补泻兼顾。在泻实补虚的基础上安神定志，如养血安神、镇静安神、清心安神，配合心理调适，消除紧张焦虑，保持精神舒畅。

中医养生之道的提示：

子时（23:00～1:00）此时胆经最旺，我们要平躺在床上睡觉。失眠患者可在白天多食酸枣仁、牡蛎等食物以帮助睡眠。

丑时（1:00～3:00）此时肝经最旺，我们要在熟睡的状态下。建议失眠患者白天多食用龙眼、酸枣仁、枸杞、猪脑、猪肝、鸽肉、黄鱼、草鱼、鱿鱼、鲈鱼、牡蛎、淡菜、海藻、黑芝麻、黄花菜、生菜、荔枝、米醋等。

寅时（3:00～5:00）此时肺经最旺。失眠者白天可食用茯苓、百合、山药、雪蛤、糯米、黑芝麻、核桃、西葫芦、蘑菇、梨、柑橘等以养肺。

卯时（5:00～7:00）此时大肠经最旺。这时早起活动一下方便排便，肺气足了才有大便。失眠患者白天可多食蜂蜜、豆腐、马蹄以养大肠经。

辰时（7:00～9:00）此时胃经最旺。失眠者可多食莲藕、香菇、大枣、猪蹄、鸡肉等养胃食物。

巳时（9:00～11:00）此时脾经最旺，"脾主运化，脾统血"。失眠者可食用鸡肉、莲子、酸枣仁、龙眼、大枣、山药、豆腐、牛奶以养脾。

午时（11:00～13:00）此时心经最旺，"心主神明，开窍于舌，其华在面"。失眠者可食用莲子、龙眼、酸枣仁、茯苓、小麦、燕麦、红豆、苦瓜等。

未时（13:00～15:00）此时小肠经最旺，小肠分清浊，把水液归入膀胱，糟粕送入大肠，精华输送至脾。失眠患者可食用红豆、山药等食物。

申时（15:00～17:00）此时膀胱经最旺，膀胱贮藏水液和津液，水液排出体外，津液循环在体内。失眠患者可食用莴笋、芦笋、黑木耳、猕猴桃、米醋等食物从而改善失眠。

酉时（17:00～19:00）此时肾经最旺，"肾藏生殖之精和五脏六腑之精，肾为先天之根"。失眠患者可食用莲子、龙眼、柏子仁、茯苓、山药、枸杞、田鸡、虾、小麦等食物。

戌时（19:00～21:00）此时心包经最旺，"心包为心之外膜，附有脉络，气血通行之道。邪不能容，容之心伤。"心包是心的保护组织，又是气血通道。失眠患者可在白天多食小麦、龙眼等食物以养心。

亥时（21:00～23:00）此时三焦经最旺，三焦是六腑中最大的腑，具有主持诸气、疏通水道的作用。亥时三焦能百脉。失眠患者可在白天多食小米、枸杞等食物以帮助睡眠。

3. 失眠的中医分型

2008年7月中国中医药出版社出版的《中医内科常见病诊疗指南·中医病证部分》将不寐分成六种类型，即心火炽盛型不寐、肝郁化火型不寐、痰热内扰型不寐、阴虚火旺型不寐、心脾两虚型不寐和心胆气虚型不寐。而今，不寐已经有了更细的分型：

心脾两虚型：心脾两虚型失眠患者症状为难以入眠，多梦易醒、醒后不易再睡，常伴有心慌心悸不安、容易受惊，健忘，精神疲惫，口淡无味，食后腹胀，便溏，舌淡胖，苔薄白，脉细弱。该型失眠患者多见于久病、失血、年老体弱之人。失眠患者应注意益气健脾、养心安神，方选归脾汤。

阴虚火旺型：阴虚火旺型失眠患者症状表现为失眠心烦，兼见手足心热，夜眠盗汗，口干，咽燥，耳鸣，健忘，腰酸，口舌容易生疮，舌尖红，少苔无苔，脉细数。失眠患者应以滋阴降火、清心安神为主，方选知柏地黄汤或黄连阿胶汤。

心肾不交型：心肾不交型失眠患者症状表现为心烦失眠，五心烦热，头晕耳鸣，口舌生疮，口干腰酸，遗精早泄，舌红，脉细数。失眠患者应以协调阴阳、交通心肾为法，方选交泰丸加味。若心阴虚为主者，可用天王补心丹；若肾阴虚为主者，可用六味地黄汤加夜交藤、酸枣仁、合欢皮、茯神之类。

心虚胆怯型：心虚胆怯型失眠患者症状为虚烦不得眠，入睡后又易惊醒，终日惕惕，心神不安，胆怯恐惧，遇事易惊，并有心悸、气短、自汗等症状，舌质正常或淡，脉弦细。

肝胆两虚型：肝胆两虚型失眠患者症状为肝病日久，身体亏虚，虚烦而难以入睡或入睡后容易惊醒，终日惕惕，胆怯恐惧，遇事易惊，舌淡，脉细弦等。失眠患者应补益肝胆、养血安神，可用酸枣仁汤合真珠丸。若由于胆气虚弱所致，则可选用参胡温胆汤加减。

肝郁血虚型：肝郁血虚型失眠患者症状为难以入睡，即使入睡，也多梦易惊，或胸胁胀满，善太息，平时性情急躁易怒，舌红，苔白或黄，脉弦数。治法宜疏肝养血安神，可选酸枣仁汤加柴胡。若病后血虚肝热而不寐者，宜用琥珀多寐丸；若肝郁化火者，宜用丹栀逍遥散加忍冬藤、夜交藤、珍珠母、柏子仁之类。

心肝火旺型：心肝火旺型失眠患者症如突受情绪刺激，烦躁不安，久久不能入睡，心烦口苦，舌红苔黄腻，脉弦数等症。故应清肝泻火，可选龙胆泻肝汤、左金丸。若老年患者素体肝阳偏亢，入夜难以入寐，易于惊醒，可用大定风珠加减以平肝镇静；若患者平时多疑善虑，多愁善感，为肝郁之体，常见夜间难以入睡，即使入睡也多梦易惊，当疏肝解郁为主，宜用丹栀逍遥散加柏子仁、远志、夜交藤、合欢皮。

肝郁化火型：肝郁化火型失眠患者症状为失眠的同时还伴有性情急躁易怒，不易入睡，多梦易醒，胸胁部胀满不适，喜欢叹气，口苦口渴，小便黄，大便干，舌红，苔黄，脉弦数。治疗时应疏肝泻热佐以安神，方选龙胆泻肝汤或丹栀逍遥散。

痰热内扰型：痰热内扰型失眠患者症状为失眠、心烦，噩梦连连，容易惊醒，胃脘部痞闷堵胀，口苦恶心，头晕目眩，食欲不振，舌红，苔黄腻或厚腻，脉滑数。失眠患者应注意化痰清热、养心安神，可选清火涤痰汤，轻症者可用温胆汤。若痰热扰心，气血不足证者，可用十味温胆汤；若痰涎沃心，瘀阻血脉者，则可在十味温胆汤基础上加菖蒲、远志、郁金、杏仁、丹参以痰瘀并治，清心安神；如果痰火较盛者，可用除痰降火汤。

胃气不和型：胃气不和型失眠患者症状为失眠，兼胃脘痞满，打嗝，有酸腐气味，大便异臭，或腹痛，便秘，纳差，舌苔垢浊或厚腻，脉弦或滑数。失眠患者应注意消食导滞、和胃安神，方选保和丸化裁。便秘者可加用酒军、芒硝；呕吐及恶心者加黄连、苏叶；腹胀、腹痛者加厚朴、元胡、陈皮；重症者用调胃承气汤；如积滞已消而胃气未和者，仍不能入睡，可用半夏秫米汤。

瘀血阻络型：瘀血阻络型失眠患者症状为失眠久治不愈，入睡困难，易于惊醒，噩梦纷扰，烦躁不安，面部皮肤黧黑，肌肤甲错，舌质紫暗，脉来不畅。所以应以活血化瘀、养心安神为治疗原则，方选血府逐瘀汤。

4.心脾两虚型失眠中医辨证论治

心脾两虚型失眠症状表现为患者不易入睡，或睡中多梦，易醒，醒后再难入睡，或兼心悸、心慌、神疲、乏力、口淡无味，或食后腹胀，不思饮食，面色萎黄，舌质淡，舌苔薄白，脉象缓弱。此种不寐临床上比较多见。由于心脾两虚，营血不足，不能奉养心神，致使心神不安，而生失眠、多梦、醒后不易入睡；血虚不能上荣于面，所以面色少华而萎黄；心悸、心慌、神疲、乏力均为气血不足之象；脾气虚则饮食无味，脾不健运则食后腹胀，胃气虚弱则不思饮食，或饮食减少；舌淡、脉缓弱，均为气虚、血少之征。本型病人多为劳心过度，伤心耗血，或妇女崩漏日久，产后失血，病人体衰或行大手术后以及年老气虚血少等，引起气血不足，无以奉养心神而致不寐。有的病人则饮食劳倦伤及脾胃，胃气不和，脾阳不运，食少纳呆，气血化生来源不足，无以养心，而致心脾两虚。

心脾两虚型失眠患者饮食宜清淡，易消化，多食谷物、豆类食物、蔬菜、水果、鱼类、瘦肉及牛奶等。平时可选用百合、莲心、核桃、芹菜等有利于改善睡眠的食物。

心脾两虚型失眠患者应注意补益心脾、养血安神。可选用归脾汤，中成药有归脾丸。归脾汤主要由党参、黄芪、当归、龙眼肉、白术、木香、陈皮、茯神、酸枣仁、远志组成。方中党参、黄芪补心脾之气；当归、龙眼肉养心脾之血；白术、木香、陈皮健脾畅中；茯神、酸枣仁、远志养心安神。十种药材共奏补益心脾、养血安神之功效。

在归脾汤的基础上，如心血不足者，可加白芍、熟地、阿胶，以养心血。如不寐较重者，酌加五味子、柏子仁，有助于养心安神；或加合欢皮、夜交藤、龙骨、牡蛎，以镇静安神。如兼见脘闷纳呆，苔滑腻者，加半夏、厚朴、陈皮、茯苓，以健脾理气化痰。

脾虚便溏者，宜温脾安神，可选用景岳寿脾煎：人参、白术、山药、干姜、炒枣仁、远志、炙甘草。

偏于气虚者，可选用六君子汤：人参、炙甘草、茯苓、白术、陈皮、半夏、炒枣仁、黄芪。

偏于血虚者，宜养血安神，可选用茯神散：茯神、熟地黄、白芍、川芎、当归、白茯苓、桔梗、远志、党参、大枣。

偏于心气亏虚者，宜益气镇静为主，可选用安神定志丸：人参、茯苓、茯神、远志、石菖蒲、龙齿。

偏于心血虚者，可用甘麦大枣汤：甘草、小麦、大枣。

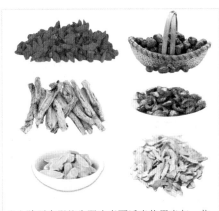
◎心脾两虚型的失眠患者可适当使用当归、黄芪、党参等药材来进行调理

5.阴虚火旺型失眠中医辨证论治

阴虚火旺型失眠患者症状为心烦，失眠，入睡困难，同时兼有手足心发热，盗汗，口渴，咽干，或口舌糜烂，舌质红，或仅舌尖红，少苔，脉象细数。由于心阴不足，阴虚内热，心神为热所扰，所以心烦、失眠、手足心发热；阴虚津液不能内守，所以盗汗；心阴不足，则虚火上炎，所以口渴、咽干、口舌糜烂；舌质红，脉象细数，为阴虚火旺之征，舌尖红为心火内炽之象。在临症之时，要对其症状出现的病机全面分析。心情烦躁，心悸不安等症，是由于肾阴不足，不能上交于心，心肝火旺，虚热扰神所致。肾经亏耗、髓海空虚，故还常伴有头晕耳鸣、健忘等症。而其他症状则为阴虚火旺之共症。

阴虚火旺型失眠患者应多食滋阴安神的食物。可选用枣仁地黄粥：酸枣仁、生地黄、大米，煮粥食用。亦可尝试龙眼红枣粥：龙眼肉、红枣、大米煮粥食用。

心脾两虚型失眠患者应注意滋阴降火，清心安神。可选用黄连阿胶汤、天王补心丹、六味地黄丸加减、朱砂安神丸。黄连阿胶汤由黄连、黄芩、白芍、阿胶、鸡子黄组成。方中黄连、黄芩降火；白芍、阿胶、鸡子黄滋阴，而共达清心安神之功。

阴虚明显而心火不甚旺者，可用中成药天王补心丹：人参、玄参、丹参、茯苓、远志、桔梗、生地黄、当归、五味子、天冬、麦冬、柏子仁、酸枣仁。

若宜阴虚为主，则可用六味地黄丸：熟地黄、山萸肉、山药、泽泻、牡丹皮、茯苓，加夜交藤、酸枣仁、茯神、合欢皮等。若觉上方药力不足者，可用朱砂安神丸：黄连、生地黄、甘草、朱砂。

6.心肾不交型失眠中医辨证论治

心肾不交型失眠患者症状为心烦不寐，头晕耳鸣，烦热盗汗，咽干，精神萎靡，健忘，腰膝酸软，舌尖红，苔少，脉细数。男子滑精阳痿，女子月经不调。心主火在上，肾主水在下，在正常情况下，心火下降，肾水上升，水火既济，得以维持人体正常水火、阴阳之平衡。水亏于下，火炎于上，水不得上济，火不得下降，

024

心肾无以交通，故心烦不寐。盗汗、咽干、舌红、脉数、头晕耳鸣、腰膝酸软，均为肾精亏损之象。

心肾不交型失眠患者饮食应清淡，比如瘦肉类食物，避免辛辣刺激、油腻生冷、不易消化的食物，补充丰富的营养，多吃水果蔬菜。

心肾不交型失眠患者应注意交通心肾。可选用交泰丸、黄连阿胶汤。交泰丸由黄连、肉桂组成。方中黄连清心降火，少佐肉桂，以引火归元，共达水火既济、心肾交通之功。上方若觉药力不足者，可合用黄连阿胶汤：黄连、黄芩、阿胶、鸡子黄。

若以心阴虚为主者，可用天王补心丹人参、玄参、丹参、茯苓、远志、桔梗、生地黄、当归、五味子、天冬、麦门冬、柏子仁、酸枣仁。

如以肾阴虚为主者，可用六味地黄汤加夜交藤、酸枣仁、茯神之类。

此外，有人根据"半夏得阴而生，夏枯草得阳而长"之论，运用半夏、夏枯草，常能达到协调阴阳、交通心肾之效。

7.心虚胆怯型失眠中医辨证论治

心虚胆怯型失眠患者症状为虚烦不得眠，入睡后又易惊醒，终日惕惕，心神不安，胆怯恐惧，遇事易惊，并有心悸、气短、自汗等症状，舌质正常或淡，脉弦细。心气虚则心

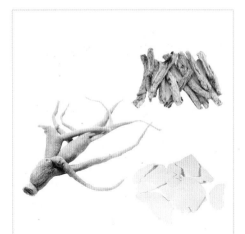

◎心虚胆怯型失眠患者应安神定志，可适当使用茯苓、人参、党参等药材进行调理

神不安，终日惕惕，虚烦不眠，眠后易惊醒、心悸、气短、自汗；胆气虚则遇事易惊，胆怯恐惧；舌质淡，脉弦细，为心胆气虚、血虚的表现。本型不寐定位在心、胆，证性属虚。

心虚胆怯型失眠患者饮食宜益气补血，养心安神，多食清淡易消化的食物，可选用含钾高的蔬菜，如菠菜、油菜、黑木耳、香菇等。

心虚胆怯型失眠患者应注意益气镇惊，安神定志，可选用安神定志丸。安神定志丸由茯苓、茯神、远志、人参、龙齿、石菖蒲组成。方中人参益气，龙齿镇惊为主，配茯苓、茯神、石菖蒲补气益胆安神。共奏益气镇惊、安神定志之功效。上方若药力不足，可加炒枣仁、夜交藤、牡蛎。

若血虚阳浮，虚烦不寐者，也可

用酸枣仁汤：酸枣仁、川芎、茯苓、知母。症情较重者，二方可合用。亦可选用温胆汤：半夏、橘皮、茯苓、竹茹、枳实、甘草、生姜、大枣、党参、远志、炒酸枣仁。

心虚胆怯，昼夜不睡，证情重者，可选用高枕无忧散：人参、石膏、陈皮、半夏、茯苓、枳实、竹茹、麦冬、龙眼肉、甘草、酸枣仁。

8.肝胆两虚型失眠中医辨证论治

《本草经疏》中记载："病后不得眠，属胆虚。"肝胆两虚型失眠患者，多为肝病日久，身体亏虚，表现为虚烦，难以入睡或入睡后容易惊醒，心神不宁，终日惕惕，胆怯恐惧，遇事易惊，舌淡，脉细弦等。调理应以补益肝胆、养血安神为原则。可选用酸枣仁汤合真珠丸。

酸枣仁汤合真珠丸：酸枣仁、茯苓、知母、川芎、甘草、真珠母、龙齿、柏子仁、当归、地黄、人参、犀角、沉香。酸枣仁汤补益胆虚之效，真珠丸具有镇胆虚之惊，二方共达补益肝胆、养血安神之功用。而方中之酸枣仁一味，既能安神定志，又具补养之功，对肝血亏虚之失眠尤为适用。若由于胆气虚弱所致，则可选用参胡温胆汤：党参、柴胡、麦冬、茯苓、桔梗、橘红、香附、半夏、枳实、竹茹。

9.肝郁血虚型失眠中医辨证论治

肝性喜条达、恶抑郁，为藏血之脏，体阴而用阳。若情志不畅，则肝体失于柔和，以致肝郁血虚。肝郁血虚型失眠者，通常为郁怒伤肝，肝气郁结，并耗伤阴血导致精血亏虚，郁热内扰所以难以入睡，即使入睡，也多梦易惊。肝气不得疏泄，所以胸胁胀满、急躁易怒、常叹息，舌红、苔白或黄，脉弦数。而肝木为病易传脾，脾胃虚弱故神疲食少，气血的化生也减弱，加重血虚。脾为营之本，胃为卫之源，脾胃虚弱则营卫之气受损，不能调和而出现往来寒热症状。

肝郁血虚型失眠者，日常宜常吃一些具有疏肝理气、健脾养血功效的食物。中医认为"久视伤血"，故血虚者应避免过度用眼，注意劳逸结合。

治疗肝郁血虚型失眠，应以疏肝、养血、安神为原则，可选逍遥丸、酸枣仁汤加柴胡等方。

逍遥散主要成分为柴胡、当归、白芍、白术(炒)、茯苓、炙甘草、薄荷、生姜。君药柴胡疏肝解郁，使肝气条达；当归甘苦温养血和血，白芍养血柔肝，共为臣药；木郁不达致脾虚不运，故以白术、甘草、茯苓健脾益气，既能实土以御木侮，又能使营血生化有源；薄荷疏散郁遏之气，透达肝经郁热；煨生姜温胃和中，且能辛香达郁，共为佐药。诸药合用，可收疏肝健脾、气血兼顾的效果。凡属肝郁血虚、脾胃不和者，如月经不调、胸胁胀痛、头晕目眩、食欲减退、失眠等症状，皆可应用。

酸枣仁汤加柴胡：酸枣仁，甘草，知母，茯神，川芎，柴胡。方中酸枣仁养肝血、安心神；川芎调畅气血，疏达肝气；茯神、甘草宁心；知母清热除烦；酌加柴胡以加强疏肝的作用。

若病后血虚肝热而不寐者，宜用琥珀多寐丸：琥珀、党参、茯苓、远志、羚羊角、甘草。若肝郁化火者，宜用丹栀逍遥散：当归、白芍药、白术、柴胡、茯苓、甘草、煨姜、薄荷、丹皮、山栀，加忍冬藤、夜交藤、珍珠母、柏子仁等。

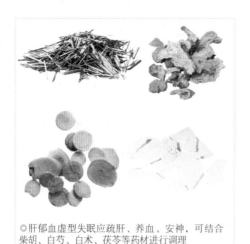

◎肝郁血虚型失眠应疏肝、养血、安神，可结合柴胡、白芍、白术、茯苓等药材进行调理

10. 心肝火旺型失眠中医辨证论治

肝火旺就是肝的阳气亢盛表现出来的热象，多因肝阳化火或肝经蕴热所致。肝主"疏泄"，七情过极、情志所伤，每致肝气郁结，"木能生火"，故受惊恐之后，必致肝木之火有余，而致心火亢进，心肝火旺，内扰心神，心神不宁，故而烦躁不安、难以入睡，以及倦怠、头晕、头痛、面目红赤、红潮难退、易暴怒、口干舌燥、口苦、口臭、舌红苔黄腻、脉弦数等，重者会晕厥、呕血等。

日常生活中，心肝火旺型的失眠患者应注意饮食调理，戒烟禁酒，少吃辛辣、油腻的食物，适当进行户外运动，保持愉快的心情，尽量控制情绪。宜多吃些凉性的、具有疏肝清热功能的食物。

可常饮清肝茶：夏枯草，菊花，桑叶。将夏枯草、桑叶洗净，浸泡30分钟，放入砂锅加适量清水，煎煮30分钟，再放入菊花闷5分钟即可饮用。夏枯草具有清泄肝火、散结消肿、清热解毒、祛痰止咳、凉血止血的功效；桑叶可疏散风热，清肺润燥，平肝明目，凉血止血；菊花则能疏风、清热、明目、解毒。此茶不仅能调理心肝火旺引起的失眠、烦躁等症状，还可降血压、降血脂，具有一定的抗菌消炎作用。

莲子心有清心火、止遗精的作用，对心肾不交、阴虚火旺的失眠患者，食之最宜。从临床应用上看，莲子心适用于轻度失眠人群。

莲心栀子茶：莲子心，栀子，甘草。将莲子心、栀子、甘草分别洗净放入杯中，用开水冲泡，代茶饮用。本品可清心泻火，适于调理心烦失眠、燥热、高血压、高脂血症等症。也可加夜交藤、茯苓宁心安神。

11. 肝郁化火型失眠中医辨证论治

肝气郁结多由情志抑郁、气机阻滞所致。肝有疏泄的功能，喜升发舒畅，如因情志不舒，恼怒伤肝，或因其他原因影响气机升发和疏泄，就会引起肝郁的病症。其表现主要有两胁胀满或窜痛，胸闷不舒，且胁痛常随情绪变化而增减。肝气上逆于咽喉，使咽中似有异物梗阻的感觉；肝气横逆，侵犯脾胃，胃失和降而脘痛、呕逆、吐酸水、饮食不佳；脾气失和就发生腹痛、腹泻。肝气郁结而致气滞血瘀，则胁部刺痛不移，或逐渐产生症瘕积聚。此外，如月经不调、神经官能症、慢性肝脏疾患、肝脾肿大、消化不良等病症也常和肝气郁结有关。肝气郁结，肝郁化火，邪火扰动心神，心神不安而引起失眠。失眠的同时还有性情急躁易怒，不易入睡，入睡后则多梦易惊醒，胸胁胀满，善太息，易生气，口苦目赤，不思饮食，口渴喜饮，小便黄赤，大便秘结，舌质红，苔黄，脉弦而数。

肝郁化火型失眠者，应注意平时的保养。饮食宜清淡，少吃煎炸的食物，保持心情舒畅，不要劳累，适当运动有助于疏发肝气，调畅气机。日常可以茉莉花、玫瑰花、菊花、金银花、柠檬草等有疏肝清心效果的材料泡茶饮用。

治疗肝郁化火型失眠应疏肝泻热，佐以安神。如丹栀逍遥丸、龙胆泻肝丸对治疗肝郁化火效果都很好，尤其是丹栀逍遥丸。因中成药不如中药汤剂药量大，所以见效比较慢，一般服药1周左右见效。

丹栀逍遥丸主要成分为牡丹皮、栀子（炒焦）、柴胡（酒制）、白芍（酒炒）、当归、茯苓、白术（土炒）、薄荷、甘草（蜜炙）。此方可舒肝解郁，清热调经。用于肝郁化火，胸胁胀痛，烦闷急躁，颊赤口干，食欲不振或有潮热，以及妇女月经先期经行不畅、乳房与小腹胀痛。

龙胆泻肝汤加味：木通、黄芩、栀子、泽泻、龙胆草、柴胡、当归、车前子、甘草、生地、酸枣仁、龙齿、磁石。方中龙胆草、黄芩、栀子清肝泻火；泽泻、木通、车前子清利肝经湿热；当归、生地养血和肝；柴胡能使肝胆之气舒畅；甘草和中；酸枣仁、龙齿、磁石镇心安神。全方共奏疏肝泄热、镇心安神之功效。

12.痰热内扰型失眠中医辨证论治

痰既是一种机体代谢的病理产物，又是一种有形之邪，留滞体内，成为致病因素，可变生百病。痰可随气升降，循经流窜，无处不到，以致出现心神逆乱、经脉痹阻之证。痰证既成，气机失调，郁久化热，可出现痰热内扰的各种征象。如心烦，口苦，目眩，头重，胸闷，恶心，嗳气，痰多，舌质偏红，舌苔黄腻，脉象滑数。痰火内盛，扰乱心神，所以心烦、失眠；痰热郁阻气机所以头重、胸闷、恶心、嗳气；舌质红，舌苔黄腻，脉象滑数，为痰热之象。

痰热内扰型失眠者，日常饮食宜偏凉，不宜进补，因为过食肥甘厚味之品可助湿生痰。宜食用藕粉、绿豆汤、黑木耳粥、新鲜果汁等。每日睡前可用温水泡脚15分钟，然后用右手大鱼际或小鱼际按摩百会、足心（涌泉穴）5分钟。睡前调整呼吸，安定心神，不要胡思乱想。

治疗痰热内扰型失眠应清热化痰，养心安神。可选用竹皮温胆汤、清火涤痰汤、黄连温胆汤等。

竹皮温胆汤主要成分为竹茹、半夏、白薇、石膏、茯苓、陈皮、枳实、甘草、生姜、大枣、柏子仁、桂枝。

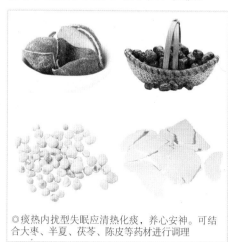

◎痰热内扰型失眠应清热化痰，养心安神。可结合大枣、半夏、茯苓、陈皮等药材进行调理

清火涤痰汤：胆南星、黄连、生姜、茯神、贝母、竹沥、麦冬、柏子仁、丹参、僵蚕、菊花、橘红、杏仁、栀子。方中用胆南星、贝母、竹沥、生姜化痰泄浊；柏子仁、茯神、麦冬、丹参养心安神；僵蚕、菊花熄风定惊；杏仁、橘红豁痰利气。共达化痰清热、养心安神之功效。

黄连温胆汤主要成分为川连、竹茹、枳实、半夏、橘红、甘草、生姜、茯苓。此方可清热燥湿，理气化痰，和胃利胆。一般轻症，可用温胆汤(半夏、橘皮、茯苓、竹茹、枳实、甘草、生姜、大枣)；若痰热扰心，气血不足证者，可在温胆汤基础上加远志、人参、熟地、枣仁，名为十味温胆汤；若痰涎沃心、瘀阻血脉者，则可在十味温胆汤基础上加菖蒲、远志、郁金、杏仁、丹参以痰瘀并治，清心安神；如果痰火较盛者，可用除痰降火汤(柴胡、黄芩、半夏、青皮、枳壳、竹茹、珍珠母、龙胆草、山栀子、夜交藤)。

13. 胃气不和型失眠中医辨证论治

胃气不和泛指胃受纳、腐熟水谷功能失调的病证。饮食入胃，经胃腐熟之后下行进入小肠作进一步消化吸收，并将食物残渣下输于大肠，这个过程依赖于胃气通降功能的推动。若饮食不节、食滞胃中，或胃阴不足、邪热扰胃，或肝郁气滞、横逆犯胃，都会致使胃失和降，影响胃气正常功能，出现胃气不和，重者出现胃气上逆。症见厌食或食后痞胀，恶心欲吐，口臭，失眠，大便失调等。胃有食滞未化，胃气不和，升降失调，故脘腹胀痛、恶心、呕吐、嗳腐吞酸以致不能安睡，即所谓："胃不和则卧不安"；热结大肠，大便秘结，腑气不通，所以腹胀，腹痛；舌苔黄腻或黄燥，脉弦滑或滑数，均系胃肠积热的征象。本型失眠属于实证，特点是胃气失和、夜卧不安。应针对病因、病情分别采用消食和胃、疏肝和胃等方法。可选用舒肝和胃丸等。

舒肝和胃丸主要成分为香附(醋制)、白芍、佛手、木香、郁金、柴胡、白术(炒)、陈皮、广藿香、槟榔(炒焦)等13味药。此方可舒肝解郁，和胃止痛。用于肝胃不和，两胁胀满，胃脘疼痛，食欲不振，呃逆呕吐。

14. 瘀血阻络型失眠中医辨证论治

瘀血阻络型失眠者通常入睡困难，易于惊醒，噩梦纷扰，或彻夜不寐，久治不愈，伴有烦躁不安，面部黧黑，肌肤甲错，舌质紫暗，脉来不畅。对于顽固性失眠症，气血失调是一个重要因素。大致可分为因瘀致病和因病致瘀两大类。因瘀致病，多由血络瘀滞，心脉受阻，心神失养，阳不入阴，神不守舍，而致入眠不易，梦中惊魇；或因病致瘀，多为顽固性不寐迁延日久，邪气扩散，由气传血，由经入络，此即"久病必瘀"。瘀阻已成，内扰心神，外现血瘀之征象。瘀血阻络型失眠，应活血化瘀，通窍醒神。如血府逐瘀汤等。

血府逐瘀汤：当归，生地，桃仁，红花，枳壳，赤芍，柴胡，甘草，桔梗，川芎，牛膝。方用桃仁、红花、当归、生地、川芎、赤芍活血化瘀而养血，柴胡行气疏肝，甘草缓和药性，缓急止痛，桔梗开肺气，枳壳行气宽中，牛膝通利血脉，引血下行。由于肝郁气滞、气滞血瘀所致头痛、失眠不安等症，均可用本方治疗。

失眠的生活调养

◎失眠问题困扰着无数的朋友，我们从简单的生活调养开始，建议失眠患者调整好自己的生活习惯。

1. 生活要有规律，改掉不良生活习惯

每个人都有自己特定的睡眠周期，选择最合适的睡觉时间及方式，做到每天按时睡觉，按时起床，养成良好的生活习惯，注意饮食营养，劳逸结合，增强体质。专家指出，环境因素和精神因素都会影响人们的睡眠，如工作生活的变化、上夜班、乘坐车船、旅行时差，以及亮光、噪声等都会影响睡眠；兴奋、焦虑、恐惧等精神方面的因素，最易造成入睡困难等失眠现象。长期失眠的人常伴有忧郁、烦恼和神经衰弱等现象。另外，工作压力、学业任务、家庭纠纷、生理上出现内分泌失调、更年期等因素，也容易引起睡眠障碍。而不良的生活习惯，如躺在床上看书、看电视，坐在床上吃宵夜等也会导致失眠症更加严重。睡眠是一种主动休息、恢复体力的过程，每天所需的休息时间因人而异，有人每天需要保证7~9小时的睡眠，也有人一天仅需休息2~3小时。因此，只要不影响正常生活，睡眠少也不必一味治疗。想要改善睡眠，专家提醒，可从调整生活习惯和心理状态两方面入手。首先，要选择相对舒适的睡眠环境，在睡前洗个热水澡或喝杯热牛奶；同时要注意调整生物钟变化，注意生活规律，使睡眠生物钟尽量与自然周期同步。其次，失眠患者在睡前要调整好自己的心态，不要因为失眠而过分紧张，睡眠的改善需要一个过程。而长期被睡眠障碍所困扰的患者，应积极寻求治疗。

2. 适度运动，加强锻炼

适量运动可以缓和交感神经系统，是改善睡眠障碍的良方。运动能产生内啡肽，内啡肽是一种比吗啡还强的镇静物质，它可以产生催眠作用。规律运动可以调节生物周期节律，也就是所谓的生物钟，这种影响与光线对睡眠的影响一样强烈。运动会增加体温，睡前做一些如快速散

步之类的轻微运动，可以促进体温升高。散步会使身体微微出汗，停止以后体温则开始下降，睡觉前再洗个热水澡，人将很容易进入深度睡眠，提高睡眠质量。定期运动能使人心情愉悦，有助于缓解压力，减少梦中惊醒，减轻失眠症状。运动对睡眠的影响还与运动量有关，中等程度以下的运动能使人产生轻度的疲劳感，加快入睡时间，并加深睡眠深度。运动时间最好选择在下午4～5点或者早晨，睡前不适宜做剧烈运动，临睡前的过量运动，会令大脑兴奋，不利于提高睡眠质量。

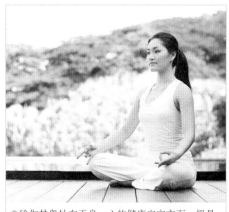

◎瑜伽其奥妙在于身、心的健康安宁方面，极具系统性、科学性，对减轻失眠有益

运动助眠的项目有多种，如跑步、竞走、滑冰、游泳、做操、骑自行车、打羽毛球等，可根据自己的具体情况进行选择。运动还有可能会影响体内多种激素的产生。

3. 头颈部要注意防风保暖

失眠患者应时刻警惕受凉、受潮，尽量不在阴暗潮湿的环境中久坐或逗留。劳动或运动出汗后不能用冷水冲洗，也不要用电风扇吹身体散热，室内空调温度不宜过低。注意头颈部及身体的保暖，是防止失眠、促进疾病康复的重要手段。从事久坐体位的工作者，应注意减少久坐和连续工作的时间和强度，适当活动一下头颈部及肢体，自我按摩头部各处片刻。尽量避免因头颈部劳累引发失眠。

4. 调整心态，消除焦虑情绪

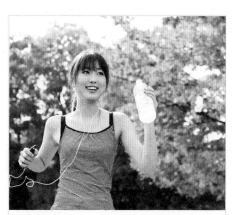

◎焦虑的情绪容易引起失眠，可通过慢跑、打太极拳、听音乐等方式进行调节

出现焦虑情绪的时候，可以适当地做一些放松训练，如深呼吸、逐步肌肉放松法等。正确的深呼吸方式要点是：保持一种缓慢均匀的呼吸频率，如缓慢吸气，稍稍屏气，将空气深吸入肺部，然后缓缓地把气

呼出来。当然，压力并不全是坏事，用一颗平常心把它当作一个提升自己的机会。另外，多听一些舒缓流畅的音乐，参加一些户外活动，亲近大自然，培养琴棋书画的爱好，可陶冶性情，这些方法都可以帮助失眠症患者缓解自身的焦虑情绪。长期以来的研究证实，肢体活动对于缓解焦虑大有裨益，而且对平时容易急躁的人来说，多参加慢跑、打太极拳、下棋、游泳等运动，可以增强自我控制能力、稳定情绪。

5. 营造优质的睡眠环境

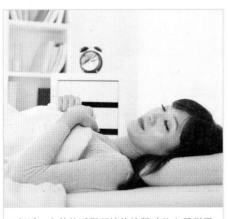

◎舒适、安静的睡眠环境能让躁动的心得到平静，从而调理失眠

创造优质的睡眠环境不仅对失眠情况有很大改善，还能使人在第二天精神饱满，心情愉悦。营造舒适的睡眠环境，首要条件是卧室的温度要适中，不宜太冷也不宜过热；习惯开灯睡觉的人，光线不能太亮，以免影响睡眠；保持良好的通风，室内氧气浓度才不会下降。其次是保持规律的睡眠时间，生活作息要规律，即使前一天没睡好，隔天仍要按时起床，以免影响晚上的睡眠；要严格限制在床上的时间，白天尽量不要待在床上，只有在晚上想睡觉时才上床睡觉。再者，选择适合自己的枕头，保证高质量睡眠。另外，要避免在床上做睡觉以外的事，如看书、看电视、吃东西，若躺在床上20~30分钟仍无法入睡，应立刻起床做一些可以放松心情的事，听听音乐、看看书等，待有睡意时再去就寝，较容易进入梦乡。有些人喜欢睡前喝杯热牛奶、蜂蜜等来帮助睡眠，但专家建议最好不要吃太饱，以免肠胃消化不良影响睡眠。

6. 注意入睡之前的姿势

睡眠姿势不外乎俯卧、仰卧、侧卧这几种。有统计资料表明，在各种睡眠姿势中，侧卧占35%，仰卧占60%，有5%的人为俯卧。从睡眠卫生的要求来说，以双腿变屈朝右侧卧的睡眠姿势最合适。这样，能使全身肌肉松弛，有利于肌肉组织休息、消除疲劳。心脏在胸腔内位置偏左，右侧卧心脏受压少，可减轻其负担，有利于排血。胃通向十二指肠以及小肠通向大肠的口都向右侧开，有利于胃肠道内容物的顺利运行。肝脏位于右上腹部，右侧卧时它处于低位，因此供应肝脏的血多，有利于对食物的消化、体内营养物质的代谢、药物的解毒及肝组织本身的健康等。从生理学观点看，右侧卧是比较科学的。右侧卧时，右肺空气吸入量占全肺的59%，右肺循环血量占全肺的68%(由于重力作用，下肺的肺血流量肯定多)。而左侧卧时，左肺的上述两项指标相应为38%和57%。空气吸入量所占百分比与血流量所占百分比相比，右侧卧时较为接近(相差9%)，左侧卧时相差较大(相差19%)，而人体需要的氧经气体交换后是靠血液来运输的，由此看右侧卧优于左侧卧。左侧卧时心脏易受挤压，易增加心脏负担，正常人侧卧时以右侧卧为合理。但侧卧要注意睡的枕头不宜太低，否则会使颈部感到不适。

7. 慎服安眠药

美国哈佛大学神经生理学教授迪尔尼经过长期的研究试验表明，体内的褪黑素浓度下降、消耗过大是引起失眠的根本原因。因此，很多失眠者会选择服用安眠药。市场上常见的安眠药有安定、苯巴比妥、水合氯醛、三溴合剂、佐匹克隆等等。安眠药作为一种处方药，适合身体有疾病的失眠患者。但专家通过临床试验证明，失眠药不适合工作压力大、习惯性熬夜以及随着年龄的增长，大脑的松果体分泌的褪黑素不足而引起的失眠患者。安眠药帮助解决失眠的机理是直接抑制大脑神经，使大脑急刹车，大脑处于"假睡"状态。简单地说，就是大脑没有得到充分的休息，只是通过药物抑制大脑神经。据调查发现，患者服药后，药物进入血液及作用部位，在一定的药物浓度下发挥催眠作用，但是这些药物在肝药酶的作用下发生分解、破坏，它的作用消失了。

如果因长期工作压力大、习惯性熬夜导致失眠，以及随着年龄的增长，大脑分泌褪黑素减少导致失眠的患者经常服用安眠药，会逐渐对安眠药产生依赖性，使剂量不断增加，效果会越来越差。所以，安眠药需要在医药学专家指导下慎服。

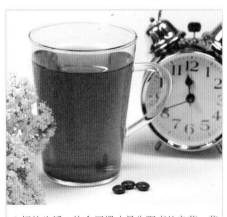

◎好的生活、饮食习惯才是失眠者的良药，药品要尽量少吃

失眠的饮食调理

◎对失眠的调理除了从生活方面入手，还需要针对造成失眠的不同原因，调理膳食结构，培养良好的饮食习惯。

1.饮食应以清淡容易消化为主

中医常言道："胃不合则卧不安"，饮食结构不合理是导致失眠的原因之一。

失眠患者应保持比较稳定的情绪，饮食宜以平补为主，如：豆类、奶类、谷类、蛋类、鱼类、冬瓜、菠菜、苹果等。尽量不要吃火腿、热狗、茄子等食物，这些食物中含有一种能刺激肾上腺素分泌的干酪胺，这种物质会使大脑兴奋，降低睡意。

晚餐不可过饱，应该以清淡为主，不要吃难以消化的食物，避免增加肠胃负担，导致入睡困难。睡前不宜进食，不宜大量饮水，避免因胃肠的刺激而使大脑皮质兴奋，或夜尿增多而入睡困难。

另外，少吃油腻、煎炸、熏烤食品。避免吃辛辣有刺激性的温燥食品，忌喝含咖啡因的饮料，如咖啡、浓茶等。这是失眠患者饮食护理很重要的措施之一。

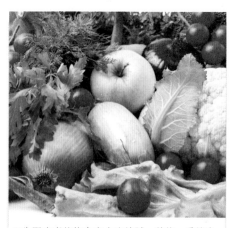

◎失眠患者的饮食应少吃油腻、煎炸、熏烤食品，多食蔬菜和水果，多补充维生素

2.适量摄取"镁"元素

镁能调节神经肌肉兴奋性，血液中随着镁含量增高，镇静作用随之增强。镁缺乏在临床上主要表现为情绪不安、容易激动、手足抽搐、反射亢进等。

中国营养学会建议，成年男性每天约需镁350毫克，成年女性约需300毫克，孕妇以及哺乳期女性约需450毫克，2～3岁儿童约需150毫克，3～6

岁儿童约需200毫克。可耐受最高摄入量（UL）定为700毫克每天。在正常情况下，由于肾脏的调节作用，口服过量的镁一般不会发生中毒。但当肾功能不全时，大量口服镁可引起镁中毒，表现为腹痛、腹泻、呕吐、烦渴、疲乏无力，严重者会出现呼吸困难、瞳孔散大等。镁主要存在于叶绿素当中，如蔬菜类的油菜、慈姑、萝卜；水果中的葡萄、香蕉、柠檬、橘子；谷物中的糙米、小米、玉米、小麦；豆类中的黄豆、豌豆、蚕豆；水产品中的紫菜、海参、鲍鱼、墨鱼、鲑鱼、沙丁鱼、蛤蜊等都是含镁丰富的食物。

3. 补充 B 族维生素

B族维生素包括维生素B_1、维生素B_2、维生素B_6、维生素B_{12}、烟酸、泛酸、叶酸等。这些B族维生素是推动体内代谢，把糖、脂肪、蛋白质等转化成热量时不可缺少的物质。如果缺少B族维生素，细胞功能则会马上降低，引起代谢障碍，这时人体会出现滞怠和食欲不振。

失眠患者应多补充B族维生素，尤其是维生素B_6和烟碱酸。维生素B_6是生产血清素和褪黑激素所需要的。烟碱酸缺乏时可从色氨酸中形成。因此，在脑部的新陈代谢中，促进睡眠的血清素生产用的"被偷窃的"色氨酸就

会缺乏。

B族维生素的主要食物来源比较相近，主要有酵母、谷物、动物肝脏等。维生素B_1的主要食物来源为豆类、糙米、牛奶、家禽。维生素B_2（核黄素）的主要食物来源为瘦肉、肝、蛋黄、糙米及绿叶蔬菜，小米含有很多的维生素B_2。烟酸主要来源于动物性食物，肝脏、酵母、蛋黄、豆类中含量也很丰富，蔬菜水果中含量则偏少。

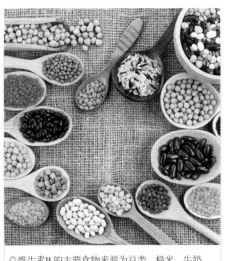

◎维生素B_1的主要食物来源为豆类、糙米、牛奶、家禽等，可适当食用

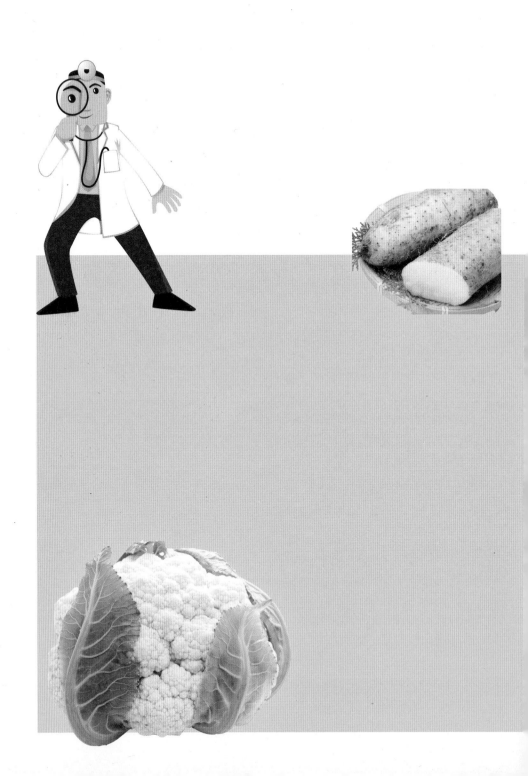

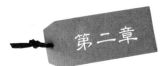

第二章

31 种防治失眠的佳品，
你吃对了吗？

　　食物疗法是根据中医理论，选用食物或配合某种药物，经过烹调加工，制作成具有药用效果的食物，以达到养生保健、治病防病的目的。饮食对于治疗和预防失眠有着至关重要的作用，所以，失眠患者应当适当地调整饮食结构，采用合理的饮食方案来保证人体气血平衡，从而达到治疗和预防失眠的目的。

　　我们熟悉的无机盐中，钙和镁可用来放松肌肉和神经，因此缺乏钙和镁会引发睡眠问题。镁主要来源于种子、坚果、绿色蔬菜、全谷物和海产品，而乳制品、绿色蔬菜、坚果、海产品和蜂蜜是钙的最好来源。

　　本章所推荐的 31 种食物均适合失眠患者食用，对每一种食材详解其食疗作用，提供搭配宜忌等基础信息，列出每种食材的营养元素含量数值。但此含量数值为相对数值，并非绝对值，仅供读者参考使用。

莲子

【性味归经】性平，味甘、涩。归脾、肾、心经

【关键词】淀粉、棉子糖、蛋白质

◎莲子含有丰富的蛋白质、脂肪和糖类，莲子中的钙、磷和钾，除可以构成骨骼和牙齿的成分外，还有促进凝血，使某些酶活化，维持神经传导性，镇静神经，维持心跳的节律等作用。

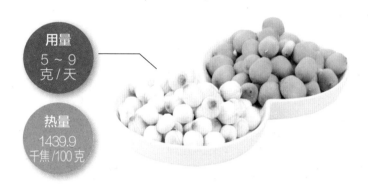

用量
5～9
克/天

热量
1439.9
千焦/100克

选 购 保 存

挑选莲子主要是一看，二闻，三听。第一，看莲子的颜色，自然风干的颜色较为均匀，稍带点黄色，漂白后的为纯白色；第二，闻莲子的味道，天然的有香味；第三，有咔咔响的莲子为干品，没掺水分。莲子应保存在干爽处。

应 用 指 南

补脾益胃，治疗脾胃虚弱、饮食不化、大便稀溏：莲子肉、糯米（或大米）各200克，炒香，茯苓100克。共研为细末，加入适量白糖，一同和匀，加水使之成泥状，蒸熟，待冷却后压平切块即可食之。

食疗作用

莲子具有益心肾、固精气、强筋骨、补虚损、利耳目的功效，久服轻身耐老，主治男子遗精、心烦失眠、脾虚久泻、大便溏泄、久痢、腰疼、记忆衰退等症。本品能养心益肾，交通心肾，用于心肾不交所致虚烦、心悸、失眠。

搭配宜忌

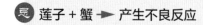

宜 莲子＋南瓜 ➝ 降脂降压、通便
莲子＋大枣 ➝ 促进血液循环

忌 莲子＋蟹 ➝ 产生不良反应

莲子芡实瘦肉汤

原料

瘦肉 350 克，莲子、芡实各少许，盐 5 克

制作

1 将瘦肉洗净，切块；将莲子洗净，去心；芡实洗净。

2 将瘦肉氽水后洗净备用。

3 将瘦肉、莲子、芡实放入炖盅，加适量水，锅置火上，将炖盅放入隔水炖 1.5 小时，调入盐即可。

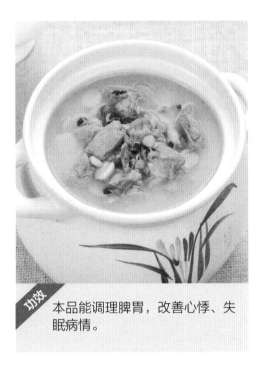

功效 本品能调理脾胃，改善心悸、失眠病情。

莲子百合汤

原料

莲子 50 克，百合 10 克，黑豆 300 克，鲜椰汁适量，冰糖 30 克，陈皮 1 克

制作

1 莲子用滚水浸泡半小时，再煲煮15 分钟，倒出冲洗；百合、陈皮浸泡，洗净；黑豆洗净，用滚水浸泡 1 小时以上。

2 水烧滚，下黑豆，用大火煲半小时，下莲子、百合、陈皮，中火煲 45 分钟，改慢火煲 1 小时，下冰糖，待溶，入椰汁即成。

功效 本品能缓和心烦失眠症状。

茯苓

【关键词】茯苓聚糖

【性味归经】性平，味甘、淡。归心、肺、脾经

◎茯苓的主要成分为茯苓聚糖，对多种细菌有抑制作用；能降胃酸，对消化道溃疡有预防效果；对肝有明显的保护作用；能调节免疫功能；能使化疗所致白细胞减少加速回升；并有镇静的作用。

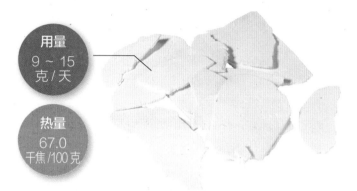

用量
9～15
克/天

热量
67.0
千焦/100克

选 购 保 存

茯苓以体重坚实、外皮呈褐色而略带光泽、皱纹深、断面白色细腻、黏牙力强者为佳。白茯苓均已切成薄片或方块，色白细腻而有粉滑感，质松脆，易折断破碎，有时边缘呈黄棕色。茯苓应置于通风干燥处储存，注意防潮。

应 用 指 南

养血调肝、清热除烦：酸枣仁15克，甘草3克，知母6克，茯苓6克，川芎6克。将以上药材洗净后放入砂锅中，加水漫过药材，煲沸，调成小火再煲20～30分钟，倒出药汁，再用剩余药渣重复煲取2次药汁。将3次药汁混在一起，拌匀，分3次服用即可。

食疗作用	茯苓具有利水渗湿、健脾补中、宁心安神的功效，主治小便不利、水肿胀满、痰饮咳嗽、呕吐、泄泻、心悸不安、失眠健忘、遗精白浊等病症。茯苓中所含茯苓酸具有增强免疫力、抗肿瘤以及镇静、降血糖等作用，还可松弛消化道平滑肌，抑制胃酸分泌。

搭配宜忌

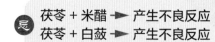

宜　茯苓 + 党参 ► 可益气安神
　　茯苓 + 酸枣仁 ► 养血安神

忌　茯苓 + 米醋 ► 产生不良反应
　　茯苓 + 白蔹 ► 产生不良反应

茯苓大枣粥

原料

大米 100 克，茯苓 10 克，大枣 15 克，青菜适量，盐 2 克

制作

1 将大米洗净，再转入清水中浸泡半小时后捞出沥干水分；将大枣洗净；茯苓冲净；青菜洗净，切丝。

2 锅置火上，倒入清水，放入大米、大枣，以大火煮开。

3 再加入茯苓同煮至熟，以小火煮至浓稠状，撒上青菜，调入盐拌匀即可。

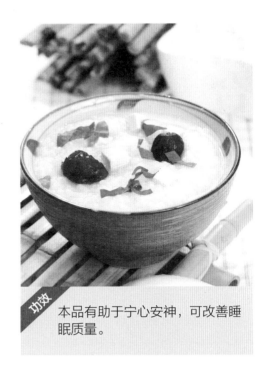

功效　本品有助于宁心安神，可改善睡眠质量。

茯苓糯米粥

原料

茯苓适量，糯米 100 克，盐 2 克，葱 10 克

制作

1 将糯米和茯苓洗净，将葱洗净切成段。

2 锅置火上，倒进清水，放进糯米，以大火煮开。

3 加上茯苓，用小火煮至浓稠状，调入盐，撒上葱花即可。

功效　本品清热除烦，有助睡眠。

百合

【关键词】秋水仙碱、蛋白质、淀粉、脂肪

【性味归经】性平，味甘、微苦。入肺、脾、心经

◎百合主要含秋水仙碱、蛋白质、淀粉、脂肪等。常食百合有润肺、清心、调中之效，可止咳、止血、开胃、安神，有助于增强体质，抑制肿瘤细胞的生长，缓解放疗反应。

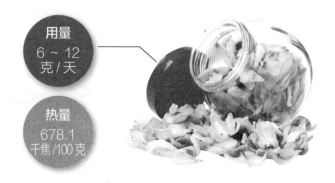

用量
6～12
克/天

热量
678.1
千焦/100克

选 购 保 存

新鲜的百合以个大、色白并瓣均、肉质厚、底部凹处泥土少者为佳；干品百合以干燥、无杂质、肉厚和晶莹剔透者为佳。新鲜百合可置于冰箱内储存，而干品百合应放在干燥容器内密封，并置于冰箱或通风干燥处储存。

应 用 指 南

补益气血、养心安神：红豆500克，百合干品20克，鲜山药50克，大枣20枚，莲子30克，龙眼肉50克。将红豆煮烂打成浆，倒入锅里，同时加入百合、山药、大枣、莲子、龙眼肉，小火煮20分钟后即可。

食疗作用

百合药食两用，入药以野生白花百合为佳，作食以家种者为好。百合具有润肺止咳、清心安神的功效，可治肺热久嗽、咳唾痰血、热病后余热未清、虚烦惊悸、神志恍惚、脚气浮肿。百合鲜品含黏液质，具有润燥清热作用。

搭配宜忌

宜
百合＋龙眼 ➤ 滋阴补血
百合＋银耳 ➤ 提神健脑

忌
百合＋鸡蛋 ➤ 易引起中毒
百合＋虾皮 ➤ 降低营养价值

百合大枣排骨汤

原料

百合、莲子、大枣各30克，精排骨200克，胡萝卜60克，米酒5毫升，盐3克

制作

1 百合、大枣洗净；莲子泡水后沥干水分。

2 排骨斩块，余烫后洗净；胡萝卜洗净去皮后切小块，备用。

3 将百合、莲子、大枣、排骨、胡萝卜和水一起放入锅中，加入米酒，熬煮1小时，加盐调味即可。

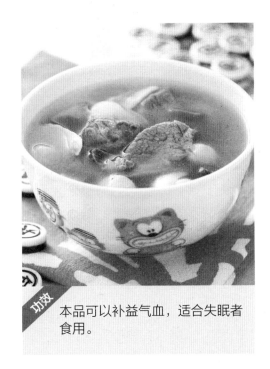

功效 本品可以补益气血，适合失眠者食用。

莲子百合干贝煲鸡肉

原料

鸡肉300克，莲子、百合、干贝各少许，盐、鸡精各5克

制作

1 鸡肉洗净，切块；莲子洗净，去芯；百合洗净；干贝洗净，切丁。

2 鸡肉放入沸水中余去血水后捞出洗净。

3 锅中注水适量，烧沸，放入鸡肉、莲子、百合、干贝慢炖2小时，加入盐和鸡精调味即可。

功效 本品润肺安神，适合焦虑烦躁者食用。

大枣

【性味归经】性温、味甘。归脾、胃经

【关键词】维生素、有机酸

◎大枣营养丰富，含有蛋白质、脂肪、糖类、有机酸、维生素 A、维生素 C、微量钙多种。能促进代谢，缓解紧张情绪，防治失眠。

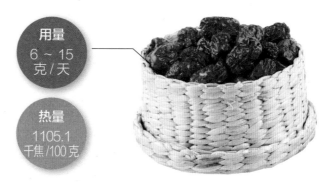

用量
6 ~ 15
克/天

热量
1105.1
千焦/100克

选 购 保 存

大枣的种类较多，小枣皮色深红，大枣皮色紫红，好的大枣有自然光泽，口感香甜，用手成把捏紧大枣，手感紧实，捏之不变形，不脱皮，不粘连。枣皮皱纹少而浅，剖开大枣肉色淡黄、细实无丝条相连，核细小。大枣应置于阴凉通风处储存，防霉。

应 用 指 南

养血安神，治疗失眠、贫血：将适量黑木耳、大枣洗净，猪里脊肉洗净切成小块，一起放入压力锅内，加入葱、姜、花椒、盐、鸡精和香油，盖上锅盖，把压力调到肉类档，保压定时12分钟即可食用。

食疗作用	大枣有补脾和胃、益气生津、调和营卫、解药毒的功效，因而常用于治胃虚食少、脾弱便溏、气血津液不足、营卫不和、心悸怔忡等病症的治疗。大枣常与熟地、阿胶同用，可滋阴补血；常与甘草、小麦同用则可养心安神。

搭配宜忌

宜
大枣 + 人参 ► 气血双补
大枣 + 猪蹄 ► 治疗经期鼻出血

忌
大枣 + 海蜇 ► 导致消化不良
大枣 + 蟹 ► 易导致寒热病

灵芝大枣瘦肉汤

原料

猪瘦肉300克，灵芝4克，大枣适量，盐适量

制作

1. 将猪瘦肉洗净，切片；将灵芝、大枣洗净备用。
2. 净锅上火倒入水，下入猪瘦肉烧开，打去浮沫，下入灵芝、大枣煲至熟，调入盐即可。

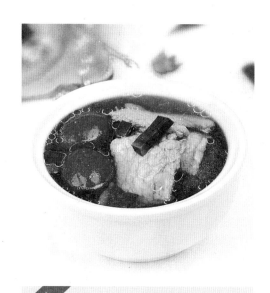

功效　本品不仅可补气安神，而且能止咳平喘。

大枣枸杞炖鹌鹑

原料

鹌鹑2只，枸杞10克，大枣7枚，绍酒2茶匙，盐、味精各适量

制作

1. 鹌鹑洗净，斩块，余水去其血污。
2. 枸杞、大枣用温水浸透。
3. 将以上用料连同1碗半沸水倒进炖盅，加入绍酒，盖上盅盖，隔水先用大火炖30分钟，再转小火炖1小时，最后用盐、味精调味即可。

功效　本品补血滋阴，适合失眠伴有贫血者食用。

山药

【关键词】蛋白质、淀粉、精氨酸

【性味归经】性平，味甘。归肺、脾、肾经

◎山药含有的营养成分能助消化、补虚劳、益气力、长肌肉，可促进肠道内容物排空，还具有镇静作用，辅助调理失眠，也能降血糖，促进血清溶血素的生成。

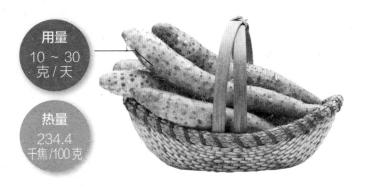

用量
10～30
克/天

热量
234.4
千焦/100克

选 购 保 存

无论购买什么品种的山药，块茎的表皮是挑选的重点。表皮光洁无异常斑点的山药才可购买，反之则不宜。山药要挑选表皮光滑无伤痕、薯块完整肥厚、颜色均匀有光泽、不干枯、无根须的。尚未切开的山药，可以存放在阴凉通风处。

应 用 指 南

益精生血、强筋壮骨：山药30克，大米100克，鹿茸、山楂片、盐各适量。山药去皮洗净，切块；大米洗净；山楂片洗净，切丝。鹿茸入锅，熬取汁液，原锅注水，放大米，煮至米粒绽开，放山药、山楂同煮，倒入鹿茸汁，煮至粥稠时，放盐调味即成。

食疗
作用

山药具有健脾补肺、益胃补肾、固肾益精、聪耳明目、助五脏、强筋骨、长志安神、延年益寿的功效，对脾胃虚弱、倦怠无力、食欲不振、久泻久痢、肺气虚燥、痰喘咳嗽、下肢痿弱、消渴尿频、遗精早泄、皮肤赤肿、肥胖等病症有食疗作用。

搭配宜忌

宜
山药＋大枣 ➡ 补血养颜
山药＋鸭肉 ➡ 滋阴润肺

忌
山药＋黄瓜 ➡ 降低营养价值
山药＋菠菜 ➡ 降低营养价值

山药煲鸡汤

原料

鸡肉 400 克，黄芪、龙眼、山药各适量，枸杞 15 克，盐 5 克

制作

1 鸡洗净斩块，余水；将黄芪洗净，切开；将龙眼洗净，去壳去核；将山药洗净，切片；将枸杞洗净，浸泡。

2 将鸡肉、黄芪、龙眼、山药、枸杞放入锅中，加适量清水慢炖 2 小时。

3 加入盐调味即可食用。

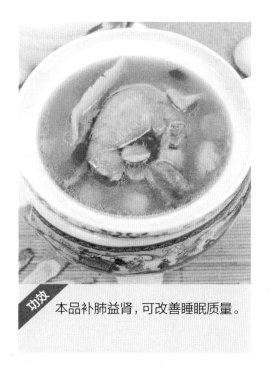

功效　本品补肺益肾，可改善睡眠质量。

功效　本品安神补虚，可辅助调理失眠。

山药薏米枸杞汤

原料

山药 25 克，薏米 50 克，生姜 3 片，枸杞 10 克，冰糖适量

制作

1 将山药去皮洗净，切块；将枸杞、薏米洗净。

2 备好的材料放入锅中，加水，以小火煲约 1.5 小时。

3 再加入冰糖调味即可。

枸杞

【性味归经】性平、味甘。归肝、肾经

【关键词】胡萝卜素、维生素等

◎枸杞含有大量胡萝卜素、维生素、人体必需的蛋白质、粗脂肪和磷、铁等营养物质。其中，维生素C的含量比橙子高，β－胡萝卜素含量比胡萝卜高。枸杞具有保肝、抗疲劳、调理失眠等作用。

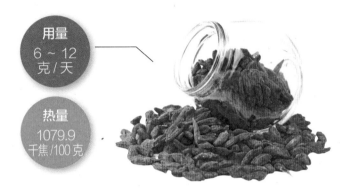

用量
6～12
克/天

热量
1079.9
千焦/100克

选 购 保 存

选购枸杞要一看二闻三尝。即一看色泽，要选略带紫色的枸杞，至于形状，一般不要太挑剔，那只是品种上的差异。二闻气味，没有异味和刺激的感觉就可以选择。三品尝枸杞，如口感甜润，无苦涩味，则为正品。枸杞应放于玻璃罐中，密封保存。

应 用 指 南

补气、养血安神：人参、枸杞、山药、五味子、天冬、麦冬、生地、熟地各15克，白酒1500毫升。将各药装入纱布袋，浸入酒中，放置2周以上，或隔水加热半小时。每次饮30～50克。

食疗作用

枸杞有滋补肝肾、益精明目的功效，用于虚劳精亏、腰膝酸痛、眩晕耳鸣、阳萎遗精、内热消渴、血虚萎黄。枸杞配熟地或女贞子可滋补肝肾精血；配何首乌可益精补血平补肝肾；配黄精可滋阴养血。对于脾虚泄泻者和感冒发热患者则不宜服用枸杞。

搭配宜忌

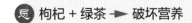

宜　枸杞＋百合 ➡ 补肾养血
　　枸杞＋草莓 ➡ 补气养血

忌　枸杞＋绿茶 ➡ 破坏营养

枸杞虫草花瘦肉汤

原料

瘦肉 300 克，虫草花、党参、枸杞各少许，盐、鸡精各 3 克

制作

1 瘦肉洗净，切块、余水；虫草花、党参、枸杞洗净，用水浸泡。

2 将锅中注水烧沸，放入瘦肉、虫草花、党参、枸杞慢炖。

3 2 小时后调入盐和鸡精，起锅装入炖盅即可。

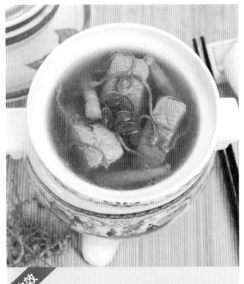

功效　本品适用于脾胃虚弱所致的失眠多梦。

银耳枸杞羹

原料

银耳 300 克，枸杞 20 克、白糖 5 克

制作

1 将银耳泡发后洗净，将枸杞洗净泡发。

2 再将泡软的银耳切成小朵。

3 在锅中加水烧开，下入银耳、枸杞煮开，调入白糖即可。

功效　本品可滋补肝肾、调理失眠。

鸡肉

【关键词】蛋白质、维生素

【性味归经】性平、温，味甘。归脾、胃经

◎鸡肉中维生素、蛋白质的含量比例较高，而且易消化，有增强体力、强壮身体、防治失眠的作用。另外，鸡肉含有对人体发育有重要作用的磷脂类，是中国人膳食结构中脂肪和磷脂的重要来源之一。

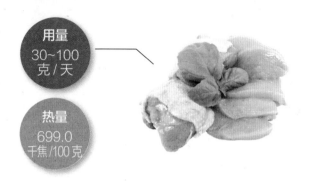

用量
30~100
克/天

热量
699.0
千焦/100克

选 购 保 存

新鲜的鸡肉肉质紧密，颜色呈干净的粉红色且有光泽，鸡皮呈米色，并有光泽和张力，毛囊突出。鸡肉易变质，购买后要马上放进冰箱。如果一时吃不完，最好将剩下的煮熟保存，或放入冰箱冷冻。

应 用 指 南

健脾消食、生津润燥：小母鸡1只，柠檬、蜜枣、枸杞各20克。柠檬洗净切片，蜜枣、枸杞洗净。把小母鸡处理干净，斩块，汆烫去血水，捞出冲净。鸡肉、蜜枣、枸杞一同放入汤煲，加清水慢炖至熟烂，加入柠檬小火稍炖即可。

食疗作用

鸡肉具有温中益气、补精填髓、益五脏、补虚损、健脾胃、强筋骨的功效。冬季多喝些鸡汤可提高自身免疫力，流感患者多喝鸡汤有助于缓解感冒引起的鼻塞、咳嗽等症状。鸡皮中含有大量胶原蛋白，能补充人体所缺少的水分和弹性，延缓皮肤衰老。

搭配宜忌

宜
鸡肉 + 栗子 ➡ 增强造血功能
鸡肉 + 枸杞 ➡ 补五脏、益气血

忌
鸡肉 + 鲤鱼 ➡ 引起中毒
鸡肉 + 兔肉 ➡ 引起不良反应

远志山药鸡汤

原料

远志 10 克,山药 20 克,鸡腿 150 克,
盐 5 克

制作

1　将鸡腿斩块,放入沸水中氽烫,
　　捞出冲净;将远志和山药洗净。

2　将鸡腿、远志、山药一道放入锅
　　中,加水盖过材料。

3　以大火煮开,转小火续煮 40 分
　　钟,加盐调味即可。

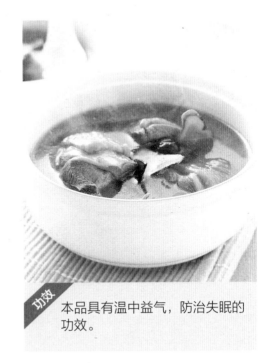

功效 本品具有温中益气,防治失眠的
功效。

人参酸枣鸡汤

原料

人参片 15 克,酸枣仁 20 克,鸡腿
1 只,大枣 8 枚,盐 5 克

制作

1　将人参片、大枣洗净;将鸡腿剁
　　块,再放入沸水中氽烫后捞出,
　　洗净。

2　将鸡腿和人参片、大枣、酸枣仁
　　放入锅中,加 1000 毫升水,以
　　大火煮开,转小火续炖 25 分钟。

3　起锅前加盐调味即成。

功效 本品可增强体质,改善失眠。

鸡蛋

【关键词】蛋白质、磷脂酰胆碱

【性味归经】性平，味甘。归脾，胃经

◎蛋清中富含蛋白质。蛋黄中富含脂肪，其中约10%为磷脂，而磷脂中又以磷脂酰胆碱为主。另外，蛋黄中还含胆固醇、钙、磷、铁和维生素A、维生素D和维生素B$_2$等，能调理失眠。

用量
1~2
个/天

热量
602.8
千焦/100克

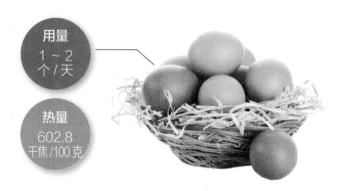

选 购 保 存

手握鸡蛋，对着日光透射，新鲜的鸡蛋呈微红色，半透明状态，蛋黄轮廓清晰；昏暗不透明或有污斑的，说明鸡蛋已经变质。用手轻轻摇动，没有声音的是鲜蛋，有水声的是陈蛋。放入冷水中，下沉的是鲜蛋。新鲜鸡蛋应放于冰箱蛋盒中冷藏保存。

应 用 指 南

美容祛斑，能使皮肤光滑细腻，扫除面部所有黑斑：取新鲜鸡蛋一个，洗净擦干，加入500毫升优质醋浸泡1个月。当蛋壳溶解于醋液中，取1小汤匙溶液加入1杯开水，搅拌后服用，每天1杯。长期服用醋蛋液，有美容作用。

食疗作用

鸡蛋性平，味甘，归脾、胃经，可补肺养血、滋阴润燥，用于气血不足、热病烦渴、胎动不安等，是扶助正气的常用食品。鸡蛋能补阴益血，除烦安神，补脾和胃，用于血虚所致的乳汁减少、眩晕、夜盲，病后体虚、营养不良，阴血不足，失眠烦躁，心悸。

搭配宜忌

宜 鸡蛋 + 羊肉 ▶ 延缓衰老
鸡蛋 + 韭菜 ▶ 保肝护肾

忌 鸡蛋 + 兔肉 ▶ 导致腹泻
鸡蛋 + 红薯 ▶ 容易造成腹泻

枸杞蛋包汤

原料

枸杞 5 克，鸡蛋 2 个，盐适量

制作

1 枸杞用水泡软，然后用清水洗净。
2 锅中加 2 碗水煮开后转中火，打入鸡蛋。
3 再将枸杞放入锅中和鸡蛋同煮至熟，加盐调味即可。

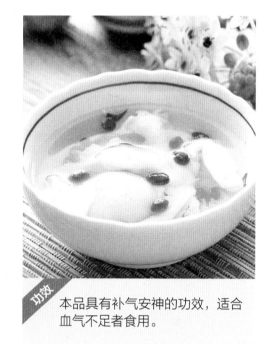

功效 本品具有补气安神的功效，适合血气不足者食用。

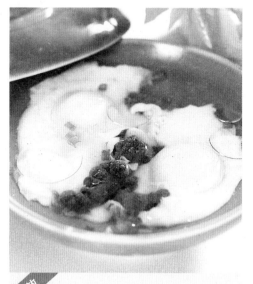

功效 本品补肺养血，可用于血虚所致的失眠烦躁。

三七煮鸡蛋

原料

三七 5 克，鸡蛋 2 个，盐少许，葱花适量

制作

1 将三七洗净。
2 将三七加水煮，时间可以稍久一点。
3 打入鸡蛋，煮至熟，再调入盐，盛出后撒上葱花即可。

草鱼

【关键词】蛋白质、脂肪

【性味归经】性温，味甘。无毒。归肝、胃经

◎草鱼富含蛋白质、脂肪，还含有无机盐、维生素 B_1、维生素 B_2、泛酸、烟酸等。草鱼含有丰富的不饱和脂肪酸，对血液循环有利，能预防失眠。

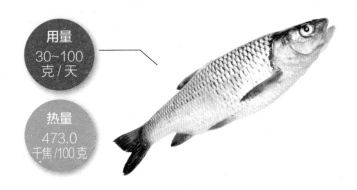

用量
30~100
克/天

热量
473.0
千焦/100克

选 购 保 存

看鱼眼，饱满凸出、角膜透明清亮的是新鲜鱼；眼球不凸出，眼角膜起皱或眼内有瘀血的则不新鲜。嗅鱼鳃，新鲜鱼的鳃丝呈鲜红色，黏液透明，具有土腥味；不新鲜的鳃色变暗呈灰红或灰紫色，黏液腥臭。将鲜活草鱼宰杀洗净放入冰箱内保存。

应 用 指 南

温中补虚：草鱼1条，甜椒、食盐、姜、料酒、葱、蒸鱼豉油、油各适量。草鱼处理干净，鱼肉抹盐，放料酒、老姜；嫩姜、大葱、红甜椒均切丝，泡清水中；将鱼蒸8分钟取出，拣去姜片，淋蒸鱼豉油，撒葱姜丝和红椒丝。炒锅烧热油，淋在鱼和葱姜丝上即成。

食疗作用	草鱼具有暖胃、平肝、祛风、通痹、活络、截疟、降压、祛痰及轻度镇咳等功能，是温中补虚的养生食品。此外，草鱼对增强体质、延缓衰老有食疗作用。草鱼适合冠心病、高血压、高脂血症患者，水肿、产后乳少、体虚气弱者食用。

搭配宜忌

宜
草鱼 + 豆腐 ➤ 增强免疫
草鱼 + 冬瓜 ➤ 祛风、清热、平肝

忌
草鱼 + 咸菜 ➤ 生成有毒物质
草鱼 + 甘草 ➤ 引起中毒

蜜枣马蹄草鱼汤

原料

草鱼 300 克，苹果、马蹄各 100 克，蜜枣 2 枚，盐少许，食用油适量

制作

1. 草鱼洗净斩段，过油煎香；苹果洗净，去核切块；马蹄去皮洗净；蜜枣洗净。
2. 汤锅加入适量清水，将上述原材料全部放入锅中，用大火煮沸。
3. 撇去浮沫，转用小火慢炖 12 小时，加入盐调味即可。

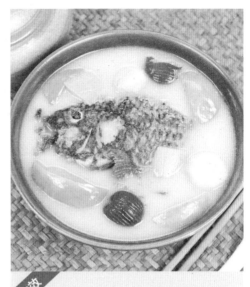

功效 本品温中补虚，可改善脾胃功能，帮助睡眠。

草鱼豆腐汤

原料

草鱼片 300 克，橘皮 1/2 个，盒装豆腐 1/3 块，盐少许

制作

1. 橘皮刮去部分内面白瓤（不全部刮净），洗净切细丝。
2. 草鱼片洗净，去皮；豆腐洗净切小块。
3. 锅中加 3 碗水后煮开，下豆腐、鱼片，转小火稍煮，待鱼肉熟透，加盐调味，再加橘丝即可。

功效 本品可调养脾胃，适合脾胃不和的失眠者。

鱿鱼

【关键词】牛磺酸、无机盐

【性味归经】性温、味甘。归肝、肾经

◎鱿鱼含有的牛磺酸是一种低热量物质，可抑制血液中的胆固醇含量，缓解疲劳，恢复视力，改善肝功能。鱿鱼中无机盐成分较多，对骨骼发育和造血有益，可预防贫血，调治失眠。

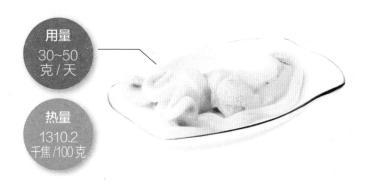

用量
30~50
克/天

热量
1310.2
千焦/100克

选 购 保 存

优质鱿鱼体形完整坚实，呈粉红色，有光泽，体表面略现白霜，肉肥厚，半透明，背部不红。干鱿鱼以有咸腥味、无臭味，表面有白色粉末且肉质厚实者为佳。新鲜鱿鱼可置于冰箱冷冻室保存，干鱿鱼存放在阴凉干燥处即可。

应 用 指 南

补血和胃、补虚润肤：鱿鱼150克，胡萝卜100克，花生油10毫升，盐少许，葱段、姜片各2克。将鱿鱼洗净切块，余水；胡萝卜去皮洗净，切成小块备用；净锅上火倒入花生油，将葱、姜爆香，加入胡萝卜煸炒，倒入水，下入鱿鱼煮至熟，加盐调味即可。

食疗作用	鱿鱼具有补虚养气、滋阴养颜等功效，可调节血压、保护神经纤维、活化细胞，对预防血管硬化、胆结石的形成，缓解疲劳，恢复视力，改善肝脏功能有一定的食疗功效。鱿鱼富含钙、磷、铁元素，利于骨骼发育和造血，可以治疗缺铁性贫血。

搭配宜忌

宜
鱿鱼 + 银耳 ➤ 抗衰老、延年益寿
鱿鱼 + 木耳 ➤ 促进排毒、造血

忌
鱿鱼 + 茄子 ➤ 对人体有害
鱿鱼 + 冬瓜 ➤ 引起身体不适

芦笋炒鲜鱿

原料

芦笋、鱿鱼各 150 克,盐、味精各 3 克,料酒、香油各 10 毫升,食用油适量

制作

1　芦笋洗净,切去尾部老根,再下入沸水中稍焯;鱿鱼洗净,切花刀,汆水后捞出,切块。

2　油锅烧热,放入芦笋、鱿鱼同炒片刻。

3　调入盐、味精、料酒炒匀,淋入香油即可。

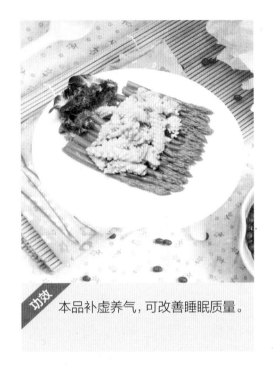

功效　本品补虚养气,可改善睡眠质量。

荔枝鱿鱼片

原料

鱿鱼 1 条,荔枝 300 克,香菇 50 克,盐 5 克,味精 3 克,花雕酒 3 毫升,姜片 3 克,葱段 5 克,食用油适量

制作

1　鱿鱼去皮和内脏,荔枝去皮、去核,香菇泡发。

2　鱿鱼切片备用;香菇洗净,切片。

3　锅中放油,爆香姜、葱,下入鱿鱼片、香菇片炒熟,再放花雕酒、荔枝及其他调味料炒匀即可。

功效　本品可调节血压、缓解疲劳。

虾

【关键词】镁、虾青素

【性味归经】性温，味甘、咸。归脾、肾经

◎虾营养丰富，含有丰富的镁，能保护心血管系统，可减少血液中胆固醇含量，防止动脉硬化，同时还能扩张冠状动脉。虾体内的虾青素有助于消除因时差反应而产生的"时差症"。

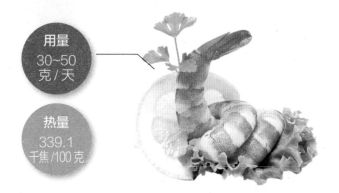

用量
30~50
克/天

热量
339.1
千焦/100克

选 购 保 存

新鲜的虾体形完整，呈青绿色，外壳硬实、发亮，头、体紧紧相连，肉质细嫩、有弹性、有光泽。剥除虾壳，将虾肠挑出，然后洒上少许酒，控干水分，再放进冰箱冷冻可以保存较长时间。

应 用 指 南

补肾健胃、生津止渴：河虾300克，盐3克，料酒10毫升，卡夫奇妙酱、墨鱼子、油各适量。河虾去壳，去内脏，洗净，取肉，用盐、料酒腌渍；墨鱼子洗净，氽熟捞出。油锅烧热，放虾炒熟，淋上卡夫奇妙酱，放上墨鱼子装盘。

食疗作用

虾具有补肾、壮阳、通乳之功效，对阳痿体倦、腰痛、筋骨疼痛、失眠不寐、产后乳少以及丹毒、痈疽等症有一定的食疗作用。但患高脂血症、动脉硬化、皮肤疥癣、急性炎症和面部痤疮及过敏性鼻炎、支气管哮喘等病症者不宜多食。

搭配宜忌

宜
虾 + 豆苗 ➡ 增强体质
虾 + 香菜 ➡ 补脾益气

忌
虾 + 黄豆 ➡ 引起消化不良
虾 + 南瓜 ➡ 会引起痢疾

虾仁炒蛋

原料

虾仁 100 克，鸡蛋 5 个，春菜少许，盐 2 克，鸡精 2 克，淀粉 10 克，食用油适量

制作

1. 虾仁调入淀粉、盐、鸡精入味，春菜去叶留茎洗净切片。
2. 鸡蛋打入碗中，调入盐拌匀。
3. 锅上火，注少许油，将油涂抹均匀，倒入拌匀的蛋液，稍煎片刻，放入春菜、虾仁，略炒至熟即可。

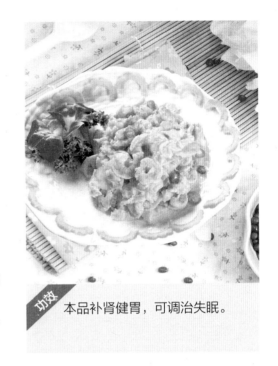

功效 本品补肾健胃，可调治失眠。

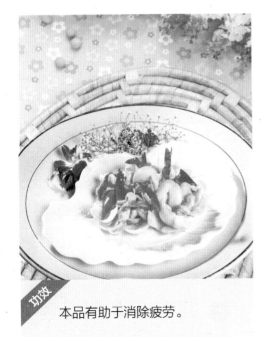

功效 本品有助于消除疲劳。

百合炒大虾

原料

虾 200 克，百合 100 克，盐、味精各 3 克，料酒、香油各 10 毫升，青椒、红椒、食用油各适量

制作

1. 虾洗净；百合掰成小片，削去黑边，洗净；青、红椒均洗净，切片。
2. 油锅烧热，下入虾爆熟，再入百合、青椒、红椒同炒片刻。
3. 调入盐、味精、料酒炒匀，淋入香油即可。

小米

【关键词】淀粉、蛋白质、脂肪
【性味归经】性凉，味甘、咸。归脾、肾经

◎小米含蛋白质、脂肪等，消化吸收率高，是上佳的营养食品。小米还含人体必需的氨基酸，是体弱多病者的滋补保健佳品；含有的糖类，能缓解精神压力、消除紧张，防治失眠。

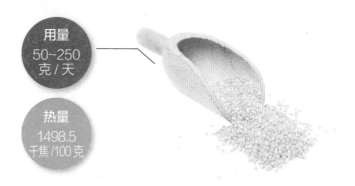

用量
50~250
克/天

热量
1498.5
千焦/100克

选 购 保 存

正常的小米米粒大小、颜色均匀，呈乳白色、黄色或金黄色，有光泽，很少有碎米，无虫，无杂质。严重变质的小米，手捻易成粉状或易碎，碎米多。次质、劣质小米尝起来无味，或微有苦味、涩味及其他不良滋味。小米宜储存于低温干燥避光处。

应 用 指 南

益气活血、治疗失眠：小米60克，大枣6个，蜂蜜30克。小米洗净，浸泡片刻；大枣洗净，去核；锅置火上，倒入清水，放入小米、大枣，煮至米烂，调入蜂蜜即可。

| 食疗作用 | 小米有健脾、和胃、安眠等功效，可防治消化不良、杀菌、预防流产、滋阴、维持生长和生殖能力正常、维持性功能、保持胎儿的正常发育、祛斑美容等。 |

搭配宜忌

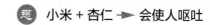

宜　小米 + 黄豆 → 健脾和胃
　　小米 + 洋葱 → 生津止渴

忌　小米 + 杏仁 → 会使人呕吐

牛奶鸡蛋小米粥

原料

牛奶50毫升，鸡蛋1个，小米100
克，白糖5克，葱花少许

制作

1 小米洗净，浸泡片刻；鸡蛋煮熟
  后切碎。

2 锅置火上，注入清水，放入小米，
  煮至八成熟。

3 倒入牛奶，煮至米烂，再放入鸡
  蛋，加白糖调匀，撒上葱花即可。

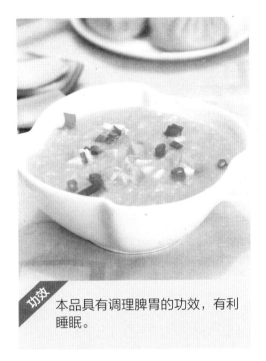

功效 本品具有调理脾胃的功效，有利
睡眠。

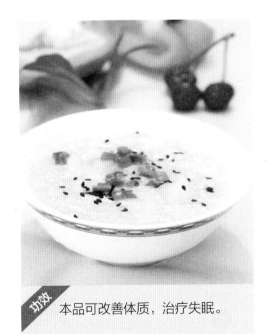

功效 本品可改善体质，治疗失眠。

山药芝麻小米粥

原料

山药、黑芝麻各适量，小米70克，
盐2克，葱8克

制作

1 小米洗净泡发；山药洗净，切丁；
  黑芝麻洗净；葱洗净，切葱花。

2 锅置火上，倒入清水，放入小米、
  山药煮开。

3 加入黑芝麻同煮至浓稠状，调入
  盐拌匀，撒上葱花即可。

燕麦

【关键词】高纤维、高蛋白

【性味归经】性温，味甘。归脾、心经

◎燕麦含丰富的营养物质，具有益肝和胃、养颜护肤等功效。燕麦还能够抗细菌、抗氧化，在春季食用能够增加人体的免疫力，抵抗流感。此外，它还可以改善血液循环、缓解压力。

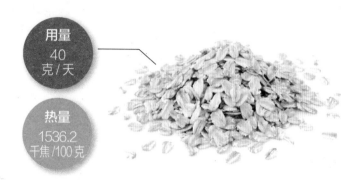

用量
40
克/天

热量
1536.2
千焦/100克

选 购 保 存

应挑选大小均匀、籽实饱满、有光泽的燕麦。燕麦密封后存放在阴凉干燥处即可。

应 用 指 南

治疗便秘、清除肠道内的多余油脂及废物，能瘦身排毒：罗汉果2个，燕麦200克，盐适量。先将罗汉果和燕麦淘洗干净，然后锅中倒入适量水煮开，加入燕麦小火煮至软烂，再加入罗汉果继续煮5分钟，最后用盐调味即可食用。

食疗作用	燕麦具有健脾、益气、补虚、止汗、养胃、润肠的功效。燕麦不仅对动脉硬化、脂肪肝、糖尿病、冠心病有预防作用，而且对便秘以及水肿等都有很好的辅助治疗作用，可增强人的体力。

搭配宜忌

宜
燕麦 + 南瓜 ➤ 补虚健脾
燕麦 + 牛奶 ➤ 降压降糖

忌
燕麦 + 红薯 ➤ 导致胃痉挛
燕麦 + 白糖 ➤ 产生胀气

香菇燕麦粥

原料

香菇、白菜各适量，燕麦片 60 克，盐 2 克，葱 8 克

制作

1. 燕麦片洗净泡发；香菇洗净，切片；白菜洗净，切丝；葱洗净，切花。
2. 锅置火上，倒入清水，放入燕麦片，以大火煮开。
3. 加入香菇、白菜同煮至浓稠状，调入盐拌匀，撒上葱花即可。

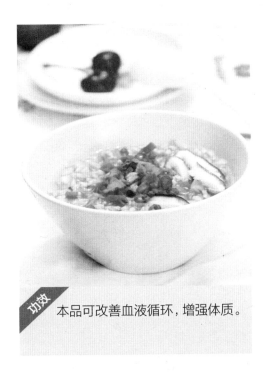

功效 本品可改善血液循环，增强体质。

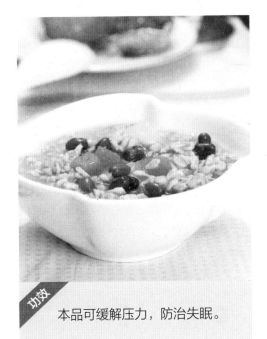

功效 本品可缓解压力，防治失眠。

红豆燕麦牛奶粥

原料

燕麦 40 克，红豆 30 克，山药、牛奶、木瓜各适量

制作

1. 燕麦、红豆均洗净，泡发；山药、木瓜均去皮洗净，切丁。
2. 锅置火上，加入适量清水，放入燕麦、红豆、山药以大火煮开。
3. 再下入木瓜，倒入牛奶，待煮至浓稠状即可食用。

黄豆

【性味归经】性平，味甘。归脾、大肠经

【关键词】磷脂酰胆碱、铁

◎黄豆中的磷脂酰胆碱可除掉附在血管壁上的胆固醇，防止血管硬化，预防心血管疾病；含有的可溶性纤维既可通便又能降低胆固醇含量；含有的铁含量多而且易被人体吸收，能辅助调理失眠。

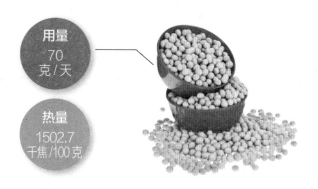

用量
70
克/天

热量
1502.7
千焦/100克

选 购 保 存

颗粒饱满、大小颜色一致、无杂色、无霉烂、无虫蛀、无破皮的是好黄豆。将黄豆晒干，再用塑料袋装起来，放在阴凉干燥处保存。

应 用 指 南

益气养血、治疗贫血：排骨500克，黄豆100克，姜6片，盐适量。黄豆浸泡2小时，排骨焯水洗净。锅里放入适量的水，倒入排骨、黄豆、姜片，用电压力锅煲25分钟左右，放盐调味即可。

食疗
作用

黄豆具有健脾、益气、润燥、补血、降低胆固醇、利水、抗癌的功效。黄豆中含有抑胰酶，对糖尿病患者有益。黄豆中的无机盐对缺铁性贫血患者有益，而且能促进酶的催化、激素分泌和新陈代谢。

搭配宜忌

宜
黄豆 + 大枣 ➡ 补血、降血脂
黄豆 + 花生 ➡ 丰胸、美容

忌
黄豆 + 菠菜 ➡ 不利营养吸收
黄豆 + 酸奶 ➡ 影响钙质吸收

枸杞黄豆粥

原料

大米 90 克，枸杞 15 克，淮山 30 克，黄豆 20 克，白糖 10 克

制作

1. 大米洗净；枸杞洗净；淮山洗净，切块；黄豆洗净泡发。

2. 锅置火上，注水后，放入大米，用大火煮至米粒绽开，放入淮山、枸杞、黄豆。

3. 用小火煮至粥浓稠时，放入白糖调味即可。

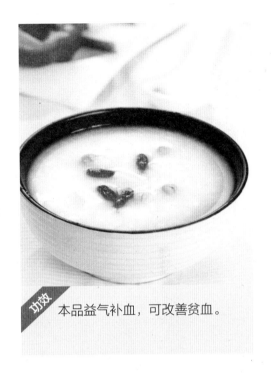

功效 本品益气补血，可改善贫血。

猪肝黄豆粥

原料

黄豆、猪肝各 100 克，大米 80 克，姜丝、盐、鸡精各适量

制作

1. 黄豆捡去杂质，淘净，浸泡 1 小时；猪肝洗净，切片；大米淘净，浸泡发透。

2. 锅中注入适量清水，下入大米、黄豆，开旺火煮至米粒开花。

3. 下入猪肝、姜丝，熬煮成粥，加入盐、鸡精调味即可。

功效 本品能补虚损、健脾胃，有助于强身健体。

黑芝麻

【关键词】高蛋白、植物脂肪

【性味归经】性平，味甘。入肝、肾、肺经

◎黑芝麻中的亚油酸或亚麻酸等不饱和脂肪酸具有降低胆固醇的作用；蛋白质中的各种氨基酸能强健血管、恢复体力、消除脑细胞疲劳，防治失眠，还能解酒护肝、美容、预防脱发。

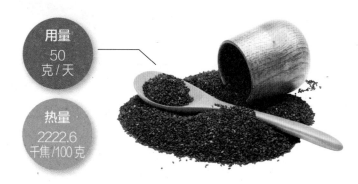

用量
50
克/天

热量
2222.6
千焦/100克

选 购 保 存

黑芝麻以色泽鲜亮、纯净，外观大而饱满、皮薄、嘴尖而小的为佳。黑芝麻应置于干燥、密封的容器中贮藏。

应 用 指 南

清热、养肝、明目：黑芝麻240克，桑叶200克，蜂蜜或红糖适量。桑叶洗净烘干研为粉末，将黑芝麻捣碎加入桑叶末，加水煎40分钟后调入蜂蜜即可。

食疗作用

黑芝麻有益肝、补肾、养血、润燥、乌发、美容作用。它能促进细胞分裂，推迟细胞衰老，起到抗衰老和延年益寿的作用；也具有降血脂、抗衰老作用；对身体虚弱、早衰而导致的脱发效果好，对药物性脱发、某些疾病引起的脱发也有一定疗效。

搭配宜忌

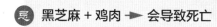

宜 黑芝麻 + 鸡蛋 → 补充蛋白质
黑芝麻 + 核桃 → 益精血、乌须发

忌 黑芝麻 + 鸡肉 → 会导致死亡

芝麻牛奶粥

原料

熟黑芝麻、纯牛奶各适量，大米 80 克，白糖 3 克

制作

1 大米洗净泡发。

2 锅置火上，倒入清水，放入大米，煮至米粒开花。

3 注入牛奶，加入熟黑芝麻同煮至浓稠状，调入白糖拌匀即可。

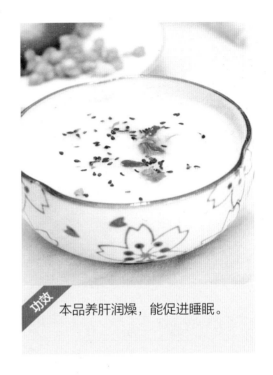

功效　本品养肝润燥，能促进睡眠。

芝麻大枣粥

原料

大枣 20 克，黑芝麻少许，大米 100 克，红糖 10 克

制作

1 大枣去核洗净；大米洗净泡发。

2 锅置火上，注水后，放入大米，用大火煮至米粒绽开。

3 放入大枣、黑芝麻，再用小火煮至能闻见香味，放入红糖调味即可。

功效　本品补肾养血，可调理体虚。

核桃

【关键词】磷脂、维生素

【性味归经】性温，味甘。归肺、肾经

◎核桃富含蛋白质、脂肪、膳食纤维、钾、铁、磷等无机盐成分；所含维生素 E，可使细胞免受自由基的氧化损害，是医学界公认的抗衰老物质；所含的磷脂对脑神经有保健作用。

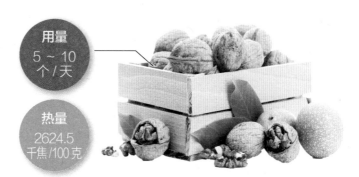

用量
5 ~ 10
个 / 天

热量
2624.5
千焦/100克

选 购 保 存

核桃应选个大、外形圆整、干燥、壳薄、色泽白净、表面光洁、壳纹浅而少者。带壳核桃风干后较易保存。核桃仁要用有盖的容器密封装好，放在阴凉、干燥处存放，避免潮湿。

应 用 指 南

滋阴补肾、益气养血：乳鸽1只、核桃仁70克，黑芝麻、大枣各适量，盐3克。乳鸽洗净，沸水余烫、冲净沥干；大枣洗净去核；黑芝麻洗净，沥干碾碎备用。将乳鸽、大枣放进瓦煲，注清水，烧沸，放入核桃仁，煲1.5小时，加盐调味，撒上黑芝麻即可。

食疗作用

核桃仁具有滋补肝肾、强健筋骨之功效。核桃油中油酸、亚油酸等不饱和脂肪酸高于橄榄油，饱和脂肪酸含量极微，是预防动脉硬化、冠心病的优质食用油。核桃含有多种不饱和与单一非饱和脂肪酸，能降低胆固醇含量。因此吃核桃对人的心脏有一定的好处。

搭配宜忌

宜
核桃 + 大枣 ▶ 美容养颜、补血
核桃 + 百合 ▶ 润肺益肾

忌
核桃 + 白酒 ▶ 导致血热
核桃 + 黄豆 ▶ 导致身体不适

核桃仁当归鸡汤

原料

鸡肉 500 克，核桃仁、当归、姜各少许，盐 6 克

制作

1. 鸡肉洗净，除杂，切块；核桃仁洗净；当归洗净，切片；姜洗净去皮切片；葱洗净，切段。
2. 鸡肉入水汆去血水后捞出。
3. 鸡肉、核桃仁、当归、姜片放入炖盅，加入清水，大火慢炖 1 小时后调入盐，转小火炖熟即可。

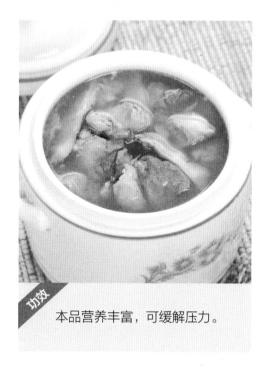

功效 本品营养丰富，可缓解压力。

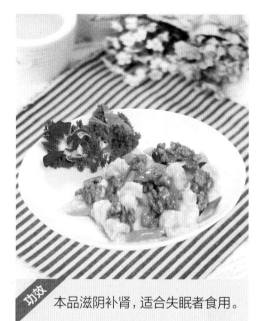

功效 本品滋阴补肾，适合失眠者食用。

核桃仁虾球

原料

核桃仁 100 克，虾仁 150 克，莴笋 200 克，红豆少许，水淀粉、食用油、盐、鸡精各适量

制作

1. 虾仁洗净；莴笋去皮洗净，切条；红豆洗净泡发备用。
2. 净锅上火倒入油，加入核桃仁、红豆炒片刻，放入虾仁、莴笋。
3. 加入盐、鸡精调味，快熟时，用水淀粉勾芡出锅即可。

莴笋

【关键词】钾含量高、钠含量高、天然叶酸

【性味归经】性凉、味甘、苦。归胃、膀胱经

◎莴笋中含有较丰富的铁、锌等无机盐及膳食纤维，常吃新鲜莴笋有助于防治缺铁性贫血、失眠、便秘等症。莴笋中的钾含量也很高，有一定利尿、消肿作用，孕妇宜常吃。

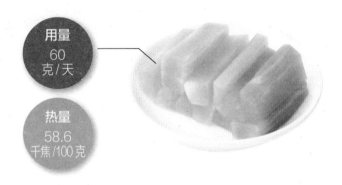

用量
60
克/天

热量
58.6
千焦/100克

选 购 保 存

莴笋应选择茎粗大、肉质细嫩、多汁新鲜、无枯叶、无空心、中下部稍粗或成棒状、叶片不弯曲、无黄叶、不发蔫的、不苦涩的。将买来的莴笋放入盛有凉水的器皿内保存，一次可放几棵，水淹至莴笋主干1/3处，放置室内可保鲜3~5天。

应 用 指 南

润肠通便、改善免疫力：莴笋1根，平菇200克，胡萝卜半根，葱花、油、盐、糖、生抽各适量。莴笋、胡萝卜去皮切菱形片，平菇撕成小朵。热油爆香葱花，放入胡萝卜稍炒，再放入莴笋、平菇一同炒至熟，最后放入生抽、糖、盐调味炒匀即可。

食疗作用

莴笋有增进食欲、刺激消化液分泌、促进胃肠蠕动等功能，具有利尿、降低血压、预防心律紊乱的作用。莴笋能改善消化系统和肝脏功能，有助于抵御风湿性疾病以及痛风病，适用于小便不通、尿血、水肿、糖尿病、肥胖、神经衰弱症、高血压、心律不齐、失眠患者。

搭配宜忌

宜
莴笋 + 蒜苗 ➡ 预防高血压
莴笋 + 黑木耳 ➡ 降低血糖

忌
莴笋 + 蜂蜜 ➡ 引起腹泻
莴笋 + 乳酪 ➡ 引起消化不良

黑芝麻拌莴笋丝

原料

莴笋 300 克，熟黑芝麻少许，盐 3 克，味精 1 克，醋 6 毫升，生抽 10 毫升

制作

1 莴笋去皮洗净，切丝。

2 锅内注水烧沸，放入莴笋丝焯熟后，捞起沥干并装入盘中。

3 加入盐、味精、醋、生抽拌匀，撒上熟黑芝麻即可。

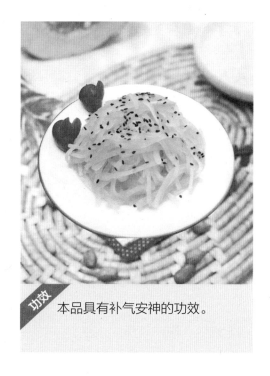

功效 本品具有补气安神的功效。

莴笋丝炒胡萝卜

原料

莴笋 200 克，胡萝卜、黑木耳各 100 克，盐 3 克，蒜 3 克，鸡精 2 克，醋、食用油各适量

制作

1 莴笋去皮洗净，切丝；胡萝卜洗净，切丝；黑木耳洗净泡发，切小块。

2 锅下油烧热，入蒜爆香后，放入莴笋、胡萝卜、黑木耳滑炒，加盐、鸡精、醋炒至入味，装盘即可。

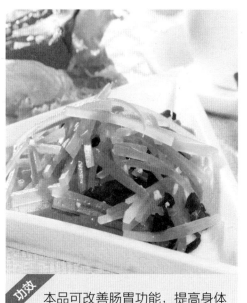

功效 本品可改善肠胃功能，提高身体免疫力。

芦笋

【关键词】蛋白质、微量元素

【性味归经】性凉，味苦、甘。归肺经

◎芦笋含有多种人体必需氨基酸及生物活性物质，常吃对预防及治疗心脏病、高血压、高脂血症、肥胖、疲劳、水肿、膀胱炎、排尿困难等病症有一定效果。此外，芦笋还能辅助调理失眠。

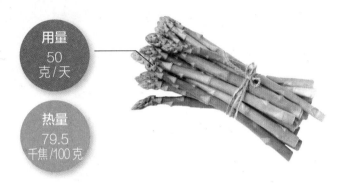

用量
50
克/天

热量
79.5
千焦/100克

选购保存

选购芦笋，以全株形状正、直、笋尖花苞（鳞片）紧密、不开芒，未长腋芽，没有损伤无腐臭味，表皮鲜亮不萎缩，嫩、粗大者为佳。芦笋宜趁鲜食用，不宜久藏。如果不能马上食用，用报纸卷包，置于冰箱冷藏室，可保存2~3天。

应用指南

提高免疫力、改善睡眠：芦笋200克，水发银耳100克，虾仁50克，油、盐、味精各适量。芦笋切段，银耳清水泡发、撕小朵，虾仁去肠。锅中加少量底油烧热，放入芦笋、银耳、虾仁滑炒至八成熟，加盐、鸡精调味，炒熟即可。

食疗作用

芦笋可以使细胞生长正常化，具有防止癌细胞扩散的功能。经常食用芦笋，对心脏病、高血压、心律不齐、疲劳症、水肿、膀胱炎、排尿困难、胆结石、肝功能障碍和肥胖等病症有一定的疗效。夏季食用有清凉降火作用，能消暑止渴。痛风病、糖尿病患者忌食。

搭配宜忌

宜
芦笋 + 黄花菜 ➡ 养血、止血
芦笋 + 银杏 ➡ 治疗心脑血管疾病

忌
芦笋 + 羊肉 ➡ 导致腹痛
芦笋 + 羊肝 ➡ 降低营养价值

核桃仁拌芦笋

原料

芦笋 100 克，核桃仁 50 克，红椒 10 克，盐 3 克，香油适量

制作

1 芦笋洗净，切段；红椒洗净，切片。

2 锅入水烧开，放入芦笋、红椒焯熟，捞出沥干水分，盛入盘中，加入盐、香油、核桃仁一起拌匀即可。

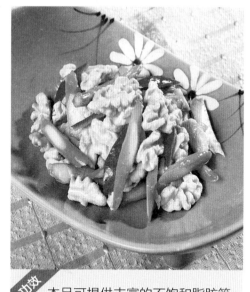

功效 本品可提供丰富的不饱和脂肪等营养，有助于安神助眠。

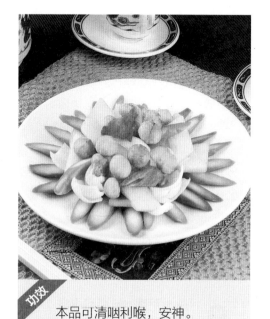

功效 本品可清咽利喉，安神。

什锦芦笋

原料

无花果、百合各 100 克，芦笋、冬瓜各 200 克，香油、盐、味精各适量

制作

1 将芦笋洗净切斜段，下入开水锅内焯熟，捞出控水备用。

2 鲜百合洗净掰片，冬瓜洗净切片，无花果洗净。

3 油锅烧热，放芦笋、冬瓜煸炒，下入百合、无花果炒片刻，加盐、味精拌匀，淋香油装盘即可。

丝瓜

【性味归经】性凉，味甘。归肝、胃经

【关键词】B 族维生素、脂肪、蛋白质

◎丝瓜含皂苷、木聚糖等。丝瓜中含防止皮肤老化的 B 族维生素及维生素 C，有助于保护皮肤、消除色斑、调理月经不调、抗坏血病、健脑美容、抗病毒、抗过敏、安神助眠。

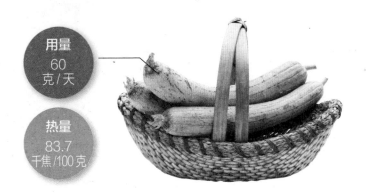

用量
60
克/天

热量
83.7
千焦/100克

选 购 保 存

应该选择头尾粗细均匀、有棱的丝瓜，要注意其褶皱间隔是否均匀，越均匀越甜，表皮为嫩绿色或淡绿色的为佳；若皮色枯黄或瓜皮干皱或瓜体肿大且局部有斑点和凹陷，则该瓜过熟而不能食用。丝瓜不宜久藏，可先切去蒂头再用纸包起来冷藏。

应 用 指 南

丝瓜利尿消炎、养肝降脂、养心：丝瓜1根，荔枝12枚，西红柿1个，油少许。荔枝去壳去核备用，丝瓜去皮切块，西红柿洗净切块。热油放入丝瓜炒软，加入西红柿块一同翻炒，加少许盐。丝瓜将熟时加入荔枝肉，稍翻炒即可。

食疗作用

丝瓜有清暑凉血、解毒通便、祛风化痰、润肌美容、通经络、行血脉、下乳汁、调理月经不顺等功效，还能用于治疗身热烦渴、痰喘咳嗽、肠风痔漏、崩漏带下、血淋、痔疮痈肿、产妇乳汁不下等病症。月经不调、身体疲乏、痰喘咳嗽者，及产后乳汁不通的妇女可多食丝瓜。

搭配宜忌

宜
丝瓜 + 鱼 → 增强免疫力
丝瓜 + 毛豆 → 增强免疫力

忌
丝瓜 + 芦荟 → 引起腹痛
丝瓜 + 菠菜 → 引起腹泻

龙眼爆丝瓜

原料

龙眼10颗，丝瓜200克，盐、食用油、鸡精各适量

制作

1 将龙眼去皮、去核；丝瓜去皮，洗净切滚刀块。

2 坐锅点火倒水，水开后倒入龙眼，焯后捞出。

3 坐锅点火放食用油，倒入龙眼急火快炒，倒入丝瓜、盐、鸡精翻炒至熟出锅即可。

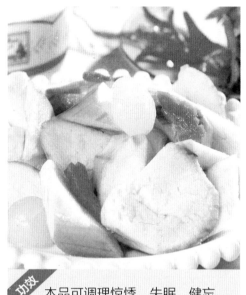

功效 本品可调理惊悸、失眠、健忘、体虚头晕等症状。

丝瓜木耳汤

原料

丝瓜300克，水发木耳50克，盐4克，味精1克，胡椒粉1克

制作

1 将丝瓜刮洗干净，对剖两半再切成片。

2 将木耳去蒂，洗干净，撕成片状。

3 锅中加入清水1000毫升，烧开后，放入丝瓜、盐、胡椒粉，煮至丝瓜断生时，下木耳略煮片刻，放味精搅匀。

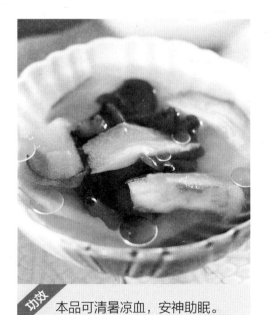

功效 本品可清暑凉血，安神助眠。

玉米

【关键词】蛋白质、胡萝卜素

【性味归经】性平，味甘。归脾、肺经

◎玉米含丰富的胡萝卜素、B族维生素、维生素E及钙、铁、铜、锌及膳食纤维，可促进胃肠蠕动。常吃玉米可延缓衰老、降低血清胆固醇，改善记忆力，抑制肿瘤的生长。

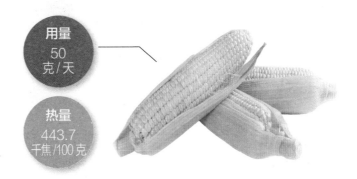

用量
50
克/天

热量
443.7
千焦/100克

选 购 保 存

玉米以整齐、饱满、无缝隙、色泽金黄、表面光亮者为佳。保存玉米棒需将外皮及玉米须去除，洗净后擦干，用保鲜膜包起来放入冰箱中冷藏。

应 用 指 南

润肠通便，补气养血：瘦肉400克、玉米1根，胡萝卜半根，盐、鸡精各适量。瘦肉切块、汆烫去血水，玉米洗净切段，胡萝卜去皮洗净，切块。将瘦肉、玉米、胡萝卜放入锅中，加入清水用小火炖1~2小时，调入盐和鸡精即可。

食疗作用

玉米有开胃益智、宁心活血、调理中气等功效，还能降低血脂，可延缓人体衰老、预防脑功能退化，增强记忆力。玉米中含有一种特殊的抗癌物质——谷胱甘肽，它进入人体内可与多种致癌物质结合，使其失去致癌性。腹泻、动脉粥样硬化、冠心病等患者宜用玉米。

搭配宜忌

宜
玉米 + 松仁 ➤ 益寿养颜
玉米 + 菜花 ➤ 健脾益胃、助消化

忌
玉米 + 田螺 ➤ 引起中毒
玉米 + 红薯 ➤ 造成腹胀

枸杞炒玉米

原料

甜玉米粒 300 克，枸杞 100 克，盐、味精、水淀粉、食用油各适量

制作

1. 甜玉米粒和枸杞分别洗净，用开水焯一下，沥干。
2. 炒锅加油烧热，倒入甜玉米粒、枸杞、盐、味精一起翻炒，用水淀粉勾芡即可。

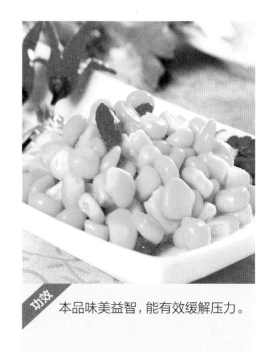

功效 本品味美益智，能有效缓解压力。

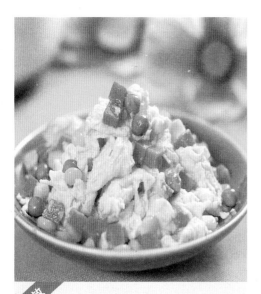

功效 本品有助调理肠胃，增强体质。

玉米炒蛋

原料

玉米粒 150 克，鸡蛋 3 个，火腿片 4 片，青豆、胡萝卜、盐、水淀粉、食用油各适量

制作

1. 鸡蛋入碗中打散，加入盐调匀；火腿片切丁。
2. 热油将蛋液炒熟，盛出。另起锅，放入玉米、胡萝卜、青豆和火腿炒香，再放鸡蛋、盐炒匀，最后淋水淀粉勾芡盛出。

胡萝卜

【关键词】胡萝卜素

【性味归经】性平，味甘、涩。归心、肺、脾、胃经

◎胡萝卜富含胡萝卜素，食之可刺激皮肤的新陈代谢，增进血液循环。宜于皮肤干燥、粗糙，或患毛发苔藓、黑头粉刺、角化型湿疹者食用。

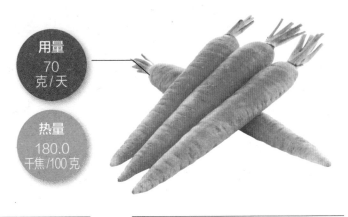

用量
70
克/天

热量
180.0
千焦/100克

选 购 保 存

要选根粗大、心细小，质地脆嫩、外形完整的胡萝卜。另外，表面光泽、感觉沉重的为佳。将胡萝卜加热，放凉后用容器保存，冷藏可保鲜5天，冷冻可保鲜2个月左右。

应 用 指 南

养气补血、治疗轻度贫血：胡萝卜500克，蜂蜜适量。将胡萝卜洗净切段，入锅蒸熟。取出放凉后入榨汁机中加适量凉开水绞碎，倒进杯中，加适量蜂蜜饮用。

食疗作用

胡萝卜有健脾和胃、补肝明目、清热解毒、壮阳补肾、透疹、降气止咳等功效，对于肠胃不适、便秘、夜盲症、性功能低下、麻疹、百日咳、小儿营养不良等症状有食疗作用，适宜贫血、癌症、高血压、夜盲症、干眼症、营养不良、食欲不振、皮肤粗糙者食用。

搭配宜忌

宜
胡萝卜 + 绿豆芽 → 排毒瘦身
胡萝卜 + 香菜 → 开胃消食

忌
胡萝卜 + 山楂 → 破坏营养
胡萝卜 + 白萝卜 → 降低营养

胡萝卜炒蛋

原料

鸡蛋 2 个，胡萝卜 100 克，盐 5 克，香油 10 毫升

制作

1 胡萝卜洗净，削皮切细末；鸡蛋打散备用。

2 香油入锅烧热后，放入胡萝卜末炒约 1 分钟。

3 加入蛋液，炒至半凝固时转小火炒熟，加盐调味即可。

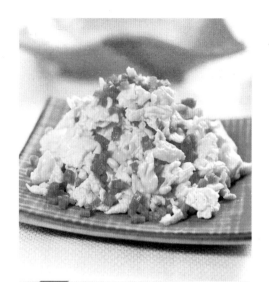

 功效

本品补肝明目，对皮肤、眼睛和大脑都有益处。

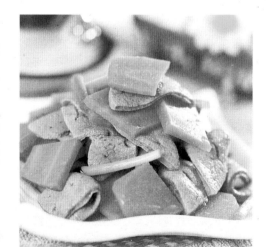

功效 本品补血益心，适合心悸失眠者食用。

胡萝卜炒猪肝

原料

胡萝卜 150 克，猪肝 200 克，盐 3 克，味精 2 克，香葱段 10 克 ，食用油适量

制作

1 胡萝卜洗净切成薄片，猪肝清洗浸泡后切片。

2 锅中下油烧热，下入胡萝卜片翻炒，再下入猪肝片炒熟，加盐、味精翻炒匀，出锅时下入香葱段即可。

西蓝花

【关键词】蛋白质、钙、磷

【性味归经】性凉，味甘。归脾、肾、胃经

◎西蓝花中钙、磷、铁、钾、锌、锰等含量很丰富，比同属于十字花科的菜花高出很多。而充足的钙具有安神、助眠的效果。

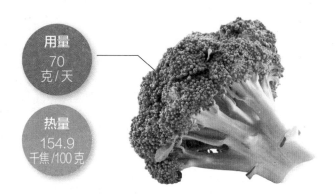

用量
70
克/天

热量
154.9
千焦/100克

选 购 保 存	应 用 指 南
选购西蓝花以菜株亮丽、花蕾紧密结实的为佳；花球表面无凹凸，整体有隆起感，拿起来没有沉重感的为良品。用纸张或透气膜包住西蓝花(纸张上可喷少量的水)，然后直立放入冰箱的冷藏室内，大约可保鲜1周。	润燥止咳、清热安神、抗癌：杏鲍菇150克，西蓝花1棵，蚝油、生抽、盐、糖、水淀粉、油各适量。西蓝花切小朵、洗净，杏鲍菇切片。将西蓝花入沸水中焯熟，捞出沥干码入盘中。热锅注油，将杏鲍菇炒软，加蚝油、生抽、糖调味，水淀粉勾芡，出锅淋在西蓝花上即可。

食疗作用	西蓝花有爽喉、开音、润肺、止咳的功效，长期食用可以减少乳腺癌、直肠癌及胃癌等癌症的发病概率。西蓝花能够阻止胆固醇氧化，防止血小板凝结成块，因而减少心脏病与中风的危险。西蓝花适宜消化不良、食欲不振、肥胖、体内缺乏维生素K者食用。

搭配宜忌

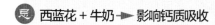

宜　西蓝花 + 枸杞 ➡ 有利营养吸收
　　西蓝花 + 西红柿 ➡ 防癌抗癌

忌　西蓝花 + 牛奶 ➡ 影响钙质吸收

百合西蓝花

原料

西蓝花 300 克，西红柿 1 个，百合、玉米、青豆、腰果、腰豆各 50 克，盐 3 克，枸杞 10 克，鸡精 2 克，食用油适量

制作

1 西蓝花切小朵洗净，西红柿切片围盘。

2 西蓝花入沸水焯熟，沥干码盘。

3 热油放入玉米等所有材料翻炒，加盐、鸡精调味，炒熟后盛在西蓝花上即可。

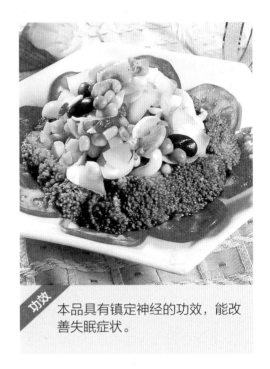

功效 本品具有镇定神经的功效，能改善失眠症状。

西蓝花拌红豆

原料

红豆 50 克，西蓝花 100 克，橄榄油 3 毫升，柠檬汁、洋葱各少许

制作

1 洋葱剥皮，洗净，切丁；红豆泡水备用。

2 西蓝花洗净切小朵，放入沸水中焯熟，捞起；红豆入沸水中烫熟备用。

3 橄榄油、柠檬汁调成酱汁。洋葱、西蓝花、红豆、酱汁拌匀即可。

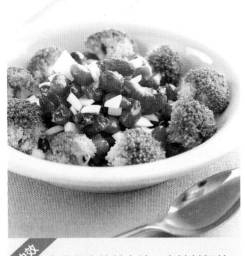

功效 本品具有补益心脾、安神益智的功用。

红薯

【性味归经】性平、微凉，味甘。归脾、胃经

【关键词】果胶、纤维素、维生素

◎红薯能有效地抑制结肠癌和乳腺癌的发生；有利于减肥、健美；还能辅助调理神经衰弱失眠等症。

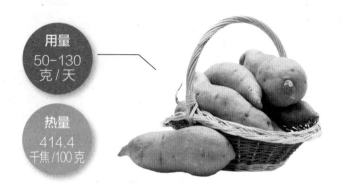

用量
50-130
克/天

热量
414.4
千焦/100克

选 购 保 存

优先挑选纺锤形状的红薯。表面看起来光滑，闻起来没有霉味的红薯。不要买表皮呈黑色或褐色斑点的红薯。红薯不宜与土豆放在一起，二者犯忌，不是红薯硬心，就是土豆发芽。保持干燥，不宜放在塑料袋中。

应 用 指 南

健脾养胃：酱牛肉250克，红薯125克，西红柿1个，清汤、葱花、黄豆、香油、盐各适量。酱牛肉切丁，红薯去皮切块，西红柿切丁。净锅上火，倒入清汤，调入盐，下入酱牛肉、红薯、黄豆、西红柿煲至熟，撒入葱花，淋入香油即可。

食疗作用	红薯能供给人体大量的黏液蛋白、糖、维生素C和维生素A，具有补虚乏、益气力、健脾胃、强肾阴、和胃、暖胃、益肺等功效。常吃红薯能防止肝脏和肾脏中的结缔组织萎缩，预防胶原病的发生。胃及十二指肠溃疡及胃酸过多的患者忌食。

搭配宜忌

宜
红薯 + 芹菜 → 能降血压
红薯 + 大米 → 健脾养胃

忌
红薯 + 柿子 → 造成胃溃疡
红薯 + 鸡蛋 → 引起腹痛

红薯鸡腿汤

原料

红薯250克，鸡腿1个，月桂叶1片，莲子、蒜末、葱段、胡椒粉、盐、高汤、食用油各适量

制作

1　红薯切块；鸡腿切块、加胡椒粉、盐拌匀腌渍。

2　热油炒香蒜末，再下鸡腿炒熟，盛出待用。砂锅注水烧开，放入鸡腿、红薯及其他原料，大火煮开后转中火，继续煮至水分减半，下盐及胡椒粉调味。

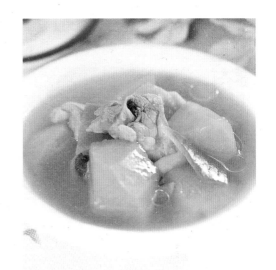

功效　本品可温中益气，适于体质虚寒、四肢不温、心悸失眠者食用。

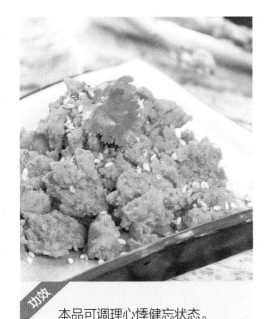

功效　本品可调理心悸健忘状态。

芝麻红薯

原料

红薯500克，芝麻20克，白糖10克，冰糖20克，食用油适量，香菜少许

制作

1　芝麻炒香、盛出碾碎，冰糖砸碎，将芝麻和冰糖拌匀。

2　红薯去皮洗净，切成小块，放入锅里蒸熟，稍凉时压成薯泥。

3　锅中加油烧热，放入薯泥翻炒，炒干后调入白糖，再加油，炒至红薯出砂时撒芝麻冰糖渣，盛出后放上香菜即成。

莲藕

【关键词】B族维生素、维生素C、糖类等

【性味归经】性寒，味甘。归心、脾、胃经

◎莲藕有清热凉血作用，还能减少脂类的吸收，有助于降脂、降血压，有补益气血、增强人体免疫力的作用，适于阴虚、烦躁失眠者及夏季不耐暑热者食用。

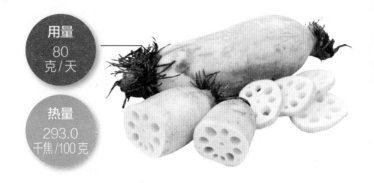

用量
80
克/天

热量
293.0
千焦/100克

选 购 保 存

茎较粗短、外形饱满、孔大、带有湿泥土的莲藕口味佳，但颜色切勿过白。把莲藕放入非铁质容器内，加满清水，每周换一次水，可以存放1个月。

应 用 指 南

养血生津、润肺去燥：莲藕150克，梨1个，蜂蜜适量。梨去皮去核切小块；藕去皮切小块，泡在滴了白醋的凉开水里。将梨、莲藕放入榨汁机并倒入100毫升凉开水，搅打细腻后用纱布或者筛网过滤，加入蜂蜜即可饮用。

| 食疗作用 | 莲藕具有滋阴养血的功效，可以补五脏之虚、强壮筋骨、补血养血。生食能清热润肺、凉血行瘀，熟食可健脾开胃、止泄固精。适宜体弱多病、营养不良、高热、吐血者，以及高血压、肝病、食欲不振、缺铁性贫血者。 |

搭配宜忌

宜
莲藕 + 猪肉 ➤ 滋阴血、健脾胃
莲藕 + 羊肉 ➤ 润肺补血

忌
莲藕 + 人参 ➤ 药性相反
莲藕 + 菊花 ➤ 腹泻

糖水泡莲藕

原料

莲藕 300 克，糯米适量，白糖 5 克，鲜汤适量

制作

1 莲藕去皮洗净，切片；糯米用清水淘洗干净后，塞入莲藕孔中，一起入蒸锅蒸熟后，取出摆盘。

2 将鲜汤倒入锅中烧开，放入白糖，烧至溶化，做成味汁，均匀地淋在莲藕上即可。

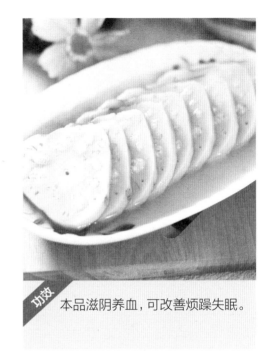

功效　本品滋阴养血，可改善烦躁失眠。

莲藕猪肉汤

原料

瘦肉、莲藕各 150 克，大枣 20 克，葱 10 克，盐 5 克，鸡精 3 克

制作

1 瘦肉洗净，切块；莲藕洗净，去皮，切块；大枣洗净；葱洗净，切段。

2 锅中烧水，放入瘦肉煮净血水。

3 锅中放入瘦肉、莲藕、大枣，加入清水，炖 2 小时，再放入葱段，调入盐和鸡精即可。

功效　本品可强健筋骨，增强体质。

银耳

【关键词】铁、硒

【性味归经】性平，味甘。归肺、胃、肾经

◎银耳营养丰富，其中铁和钙的含量较高，能防止缺铁性贫血。银耳中还含有的微量元素硒，能提高机体的免疫力，此外还能安神补脑。

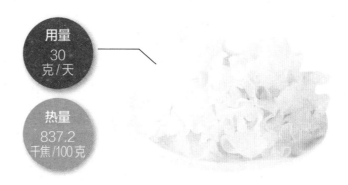

用量
30
克/天

热量
837.2
千焦/100克

选 购 保 存	应 用 指 南
优质银耳干燥，没有硫磺味，色泽淡黄，泡发后大而松散，耳肉肥厚，色泽呈白色或微带黄色，整体圆整，大而美观。干银耳应在阴凉干燥处密封保存。	滋阴清热、补血、缓解更年期症状：菠萝150克，水发银耳50克，大枣、冰糖各适量。菠萝去皮洗净切块，银耳洗净撕碎，大枣洗净去核。汤锅加适量清水、银耳、大枣，煮至银耳黏软，倒入菠萝块煮至熟，加冰糖搅匀即可。

食疗作用

银耳具有强精补肾、补气和血、润肠益胃、提神补脑、美容嫩肤、延年益寿的功效。银耳中的多糖类成分能提高肝脏解毒能力，保护肝脏功能，常吃不但能增强机体免疫力，促进免疫细胞的分化和生长，预防癌症的发生，还能增强癌症患者对放疗、化疗的耐受力。

搭配宜忌

宜
银耳 + 莲子 ➞ 滋阴润肺
银耳 + 鹌鹑蛋 ➞ 健脑强身

忌
银耳 + 菠菜 ➞ 破坏维生素C
银耳 + 动物肝脏 ➞ 不利消化

银耳莲子鸡汤

原料

鸡肉 400 克，银耳、淮山、莲子、枸杞各适量，盐 5 克，鸡精 3 克

制作

1 鸡肉洗净，切块，氽水；银耳洗净泡发，撕小块；淮山洗净，切片；莲子洗净，对半切开，去莲心；枸杞洗净。

2 炖锅中注水，放入鸡肉、银耳、淮山、莲子、枸杞，大火炖至莲子变软。

3 加入盐和鸡精调味即可。

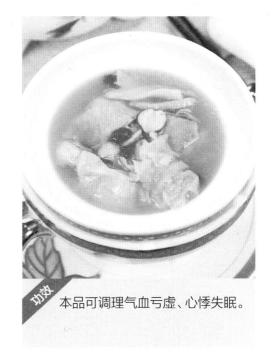

功效 本品可调理气血亏虚、心悸失眠。

功效 本品清热滋阴，有助睡眠。

银耳木瓜盅

原料

银耳 20 克，木瓜 1 个（约 250 克），莲子适量、冰糖适量

制作

1 木瓜洗净后在 1/3 处切开，去掉内瓤，并在开口处切一圈花边，制成木瓜盅。

2 银耳泡发，莲子去心洗净待用。

3 将银耳和莲子放入木瓜盅内，加入冰糖，倒入适量清水，置于蒸锅中，隔水蒸熟即可食用。

香菇

【关键词】多糖、无机盐

【性味归经】性平，味甘。归脾、胃经

◎香菇多糖可调节人体内免疫细胞的活性，预防致癌物质对细胞损伤，而且对癌细胞有一定的抑制作用。香菇中的无机盐较为丰富，能防止酸性食物中毒，而且铁的元素含量高，可补血、安神。

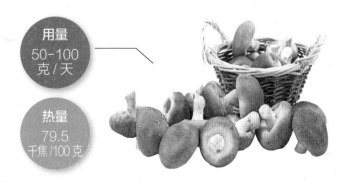

用量
50-100
克/天

热量
79.5
千焦/100克

选 购 保 存

优质香菇的菇伞肥厚，伞缘曲收未散开，内侧为乳白色，皱褶明显，菇柄短而粗。新鲜香菇冰箱冷藏可保鲜1星期左右。干香菇应放在密封罐中，置于干燥避光处，可保存半年以上。

应 用 指 南

用于防治高血压、高脂血症、糖尿病：油菜心200克，香菇150克，水淀粉、盐、油、清汤各适量。香菇洗净汆烫，沥干。油菜心洗净，对半切开。热锅注油，将菜心煸炒2分钟，倒出多余的油，锅内加适量清汤、香菇、盐，大火烧开，加水淀粉勾芡即可。

| 食疗作用 | 香菇有补肝肾、健脾胃、理气养血、益智安神、抗肿瘤的功效。香菇中的多糖类物质有明确的保健及治疗作用，更年期女性常吃香菇能提高机体细胞免疫功能，清除自由基，延缓衰老，降低血压、血脂，预防动脉硬化、肝硬化等疾病，降低心脑血管疾病风险。 |

搭配宜忌

宜
香菇 + 木瓜 ➡ 能降压减脂
香菇 + 豆腐 ➡ 健脾养胃

忌
香菇 + 野鸡 ➡ 引发痔疮
香菇 + 螃蟹 ➡ 引起结石

香菇煲牛肚

原料

牛肚180克，香菇30克，大枣8枚，
枸杞、姜、生粉各适量，盐2克

制作

1 牛肚洗净，翻转去脏杂，以生粉
反复搓擦后用清水冲净；香菇泡
发洗净；大枣、枸杞洗净，略泡。

2 煲内注清水烧沸，加入所有食材，
大火煮沸后改小火煲5小时。

3 加盐调味即可。

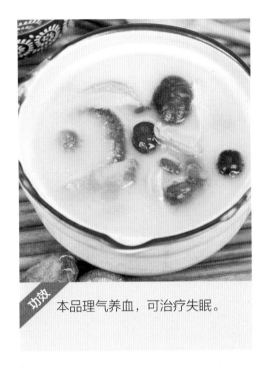

功效 本品理气养血，可治疗失眠。

香菇鸡肉汤

原料

香菇20克，鸡腿70克，盐适量

制作

1 香菇洗净，切片。

2 鸡腿去皮洗净，剁成适当大小，
再放入滚水中余烫。

3 将水、香菇放入锅中，开中火，
待滚后再将鸡腿放入，最后加盐
调味即可。

功效 本品可提高机体免疫力，有安神
功效。

香蕉

【关键词】糖类、钾

【性味归经】性寒，味甘。归脾、胃经

◎香蕉含有大量糖类物质补充营养及能量，能润肠通便，可治疗热病烦渴等症，保护胃黏膜，抑制血压的升高，辅助调理失眠、消炎解毒、防癌抗癌。

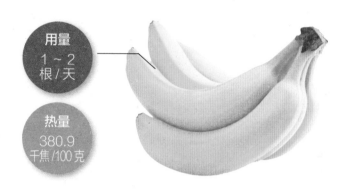

用量
1~2
根/天

热量
380.9
千焦/100克

选 购 保 存

果皮颜色黄黑泛红，稍带黑斑，表皮有皱纹的香蕉风味最佳。香蕉手捏后有软熟感的一定是甜的。买回来的香蕉最好悬挂起来，减少受压面积。

应 用 指 南

通便排毒、安神：香蕉8根，冰糖80克，陈皮5克。陈皮用温水浸泡后切丝备用；香蕉去皮后切成3段。将陈皮放入砂煲内，加清水适量，用旺火煲至水开，放入香蕉再煲沸，用文火煲15分钟，加入冰糖，煲至冰糖溶化即成。

食疗
作用

香蕉具有清热、通便、解酒、降血压、抗癌之功效。香蕉中的钾能降低机体对钠盐的吸收，故其有降血压的作用；纤维素可润肠通便，对于便秘、痔疮患者大有益处；维生素C是天然的免疫强化剂，可抵抗各类感染。

搭配宜忌

宜
香蕉 + 燕麦 ➡ 改善睡眠
香蕉 + 川贝 ➡ 清热生津

忌
香蕉 + 土豆 ➡ 诱发色素沉积
香蕉 + 芋头 ➡ 引起不良反应

烩香蕉汤

原料

香蕉 300 克，白糖适量，葱花少许

制作

1 香蕉去皮，切成小丁。

2 锅置火上，加入适量清水，下入白糖，烧至糖化水沸，撇去浮沫。

3 放入香蕉丁，待香蕉煮熟漂起，起锅装盘，撒上葱花即可。

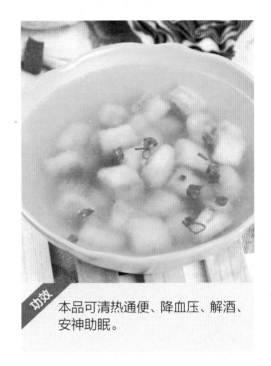

功效 本品可清热通便、降血压、解酒、安神助眠。

香蕉玉米羹

原料

香蕉、玉米粒、豌豆各适量，大米 80 克，冰糖 12 克

制作

1 大米泡发洗净；香蕉去皮，切片；玉米粒、豌豆洗净。

2 锅置火上，注入清水，放入大米，用大火煮至米粒绽开。

3 放入香蕉、玉米粒、豌豆、冰糖，煮至飘出香味时即可食用。

功效 本品助消化、促睡眠。

猕猴桃

【关键词】维生素、无机盐

【性味归经】性寒，味甘、酸。归胃、膀胱经

◎猕猴桃含有多种维生素、脂肪、蛋白质、钙、磷、铁、镁、果胶。还含有水解酶和超氧化物歧化酶，具有养颜、提高免疫力、抗癌、抗衰老、抗肿消炎的功能。

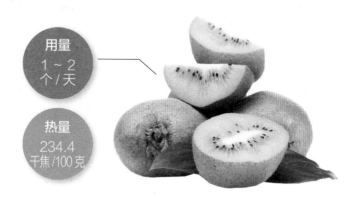

用量
1 ~ 2
个/天

热量
234.4
千焦/100克

选 购 保 存

优质猕猴桃果外形规则，每个80～140克，呈椭圆形，表面光滑无皱，果脐小而圆并向内收缩，果皮呈均匀的黄褐色，果毛细而不易脱落。猕猴桃宜置于阴凉、避光处保存。

应 用 指 南

健脾止泻、清热利湿，适于体型肥满、湿气重者食用：薏米30克，大米60克，猕猴桃1个，冰糖适量。将薏米、大米洗净浸泡、猕猴桃去皮切小块。砂锅中添水煮沸，放入薏米、大米煮沸。待米粒熟软时放入冰糖和猕猴桃，拌匀，煮至粥熟即可食用。

食疗作用	猕猴桃有生津解热、和胃降逆、止渴利尿、滋补强身之功效。猕猴桃含有谷胱甘肽，可抑制原癌基因的激活，配合其丰富的抗氧化物质，对肝癌、肺癌、皮肤癌、前列腺癌等多种癌细胞病变有一定的抑制作用。

搭配宜忌

宜
猕猴桃 + 蜂蜜 ➡ 清热生津
猕猴桃 + 薏米 ➡ 抑制癌细胞

忌
猕猴桃 + 动物内脏 ➡ 破坏营养
猕猴桃 + 黄瓜 ➡ 破坏营养

猕猴桃樱桃粥

原料

猕猴桃 30 克，樱桃少许，大米 80 克，
白糖 11 克

制作

1 大米洗净，清水浸泡半小时；猕
   猴桃去皮切小块；樱桃洗净，切
   成块。

2 锅内注入清水，放大米煮至米粒
   绽开后，放入猕猴桃、樱桃同煮。

3 改用小火煮至粥成，调入白糖入
   味即可食用。

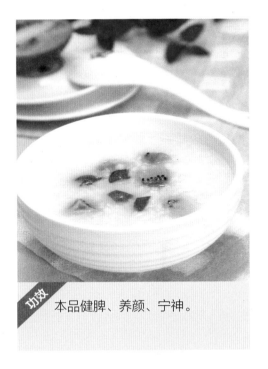

功效 本品健脾、养颜、宁神。

功效 本品可清热润燥、止咳安神。

橙汁炖猕猴桃

原料

橙汁 25 毫升，猕猴桃 1 个，白糖适量

制作

1 猕猴桃去皮切片。

2 锅中加入约 800 毫升清水烧热，
   将白糖加入锅中，煮至完全溶入
   水中。

3 在锅中倒入橙汁，用汤勺拌匀。

4 把处理好的猕猴桃倒入锅中，拌
   匀，将材料煮至沸腾，将煮好的
   糖水盛出即可。

牛奶

【关键词】蛋白质、钙

【性味归经】性平、微寒，味甘。归脾、胃、心经

◎牛奶中富含维生素 A，可使皮肤白皙有光泽；含有大量的维生素 B_2 可以促进皮肤的新陈代谢；含有丰富且易吸收的钙，能安神，辅助调理失眠。

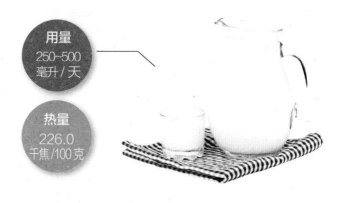

用量
250~500
毫升/天

热量
226.0
千焦/100克

选 购 保 存

选购牛奶时应选择新鲜的、无杂质和无其他不良气味的，色乳黄、味浓郁的牛奶为佳。新鲜牛奶宜置于冰箱冷藏保存。

应 用 指 南

益智安神、降血脂：鸡蛋1个、牛奶200毫升。将鸡蛋加糖打散，加入牛奶打匀，可以用漏网过一下筛，撇去泡泡，盖上保鲜膜，放入蒸笼，小火炖10~15分钟，炖至蛋的中心凝结了即可。

食疗作用

牛奶具有补虚损、益肺胃、生津润肠之功效，用于久病体虚、气血不足、营养不良、噎膈反胃、胃及十二指肠溃疡、消渴、便秘。脱脂奶适合老年人、血压偏高的人群；高钙奶适合中等及严重缺钙的少儿、老年人、易怒、失眠患者以及工作压力大的女性食用。

搭配宜忌

宜
牛奶 + 大枣 ➡ 开胃健脾
牛奶 + 蜂蜜 ➡ 改善贫血

忌
牛奶 + 醋 ➡ 产生不良反应
牛奶 + 韭菜 ➡ 产生不良反应

牛奶银耳水果汤

原料

银耳 100 克，猕猴桃 1 个，圣女果 5 颗，鲜奶 300 毫升

制作

1 银耳用清水泡软，去蒂，切成细丁，加入牛奶中，以中小火边煮边搅拌，煮至熟软，熄火待凉装入碗。

2 圣女果洗净，对切成两半，猕猴桃削皮切丁，一起加入碗中即可。

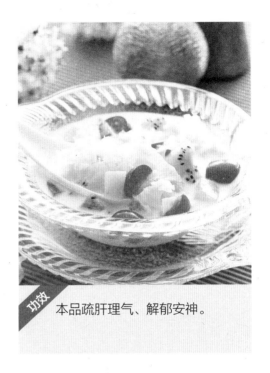

功效 本品疏肝理气、解郁安神。

牛奶炒蛋清

原料

鲜牛奶 150 毫升，鸡蛋清 200 克，熟火腿末 5 克，盐 5 克，味精 3 克，淀粉 2 克，食用油适量

制作

1 将鲜牛奶倒入碗内，加入鸡蛋清、盐、味精、淀粉，用筷子搅拌匀。

2 净锅上火，用油滑锅，倒牛奶蛋清入锅拌炒，炒至断生，出锅装碟，撒火腿末围边即可。

功效 本品补虚损，适用于神经衰弱。

蜂蜜

【关键词】葡萄糖、无机盐、氨基酸

【性味归经】性平，味甘涩。归肺、大肠经

◎蜂蜜的主要成分为糖类，其中固体部分60%～80%是人体容易吸收的葡萄糖和果糖。对体质虚弱者、幼儿及老年人具有一定的保健作用，能辅助调理失眠。

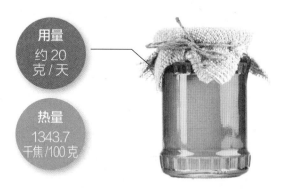

用量
约20
克/天

热量
1343.7
千焦/100克

选 购 保 存

选购蜂蜜时以色浅、光亮透明、黏稠适度为佳，且有浓厚的天然花蜜的香气，尝之具清爽、细腻、味甜、喉感清润。避光保存，保持干燥，温度过高时，可放入冷藏箱保存。

应 用 指 南

改善精神不振、心悸症状：葡萄50克，西米50克，冰牛奶、蜂蜜、蜜豆各适量。葡萄剥皮去子。适量清水煮沸，下入西米，不断搅动煮至透明，捞出浸凉水沥干，倒入冰牛奶中，调入蜂蜜，加蜜豆、葡萄即可。

食疗作用	蜂蜜能改善血液的成分，促进心脑血管功能，促进睡眠。失眠的人在每天睡觉前口服1汤匙蜂蜜(加入1杯温开水内)，可以帮助尽快进入梦乡。蜂蜜对肝脏有保护作用，能促使肝细胞再生，对脂肪肝的形成有一定的抑制作用。

搭配宜忌

宜
蜂蜜 + 牛奶 ➤ 提高免疫力
蜂蜜 + 梨子 ➤ 润肺止咳

忌
蜂蜜 + 螃蟹 ➤ 引起消化不良
蜂蜜 + 莴笋 ➤ 引起腹泻

莲子糯米蜂蜜粥

原料

糯米 100 克，莲子 30 克，枸杞适量，蜂蜜少许

制作

1 糯米、莲子洗净，用清水浸泡 1 小时。

2 锅置火上，放入糯米、莲子、枸杞，加适量清水熬煮至米烂、莲子熟。

3 再放入蜂蜜调匀便可。

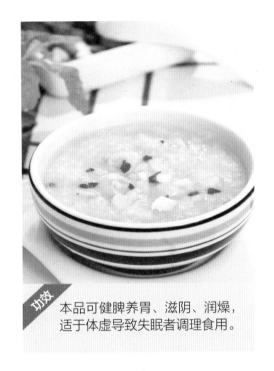

功效 本品可健脾养胃、滋阴、润燥，适于体虚导致失眠者调理食用。

黑芝麻蜂蜜粥

原料

黑芝麻 20 克，大米 80 克，白糖 3 克，蜂蜜、葱花、枸杞各适量

制作

1 大米洗净泡发，黑芝麻洗净。

2 锅置火上，倒入清水，放入大米煮开。

3 加入蜂蜜、黑芝麻、枸杞同煮至浓稠状，调入白糖拌匀，盛出后撒上葱花即可。

功效 本品可滋阴补肾，调理肾虚所致的腰膝酸痛、须发早白等症状。

醋

【关键词】有机酸

【性味归经】性温，微酸、苦。归肝、胃经

◎醋可延缓人体衰老，软化血管，降低血液中胆固醇含量，从而能预防动脉粥样硬化的发生和发展。醋中的有机酸对人体皮肤有柔和的刺激作用，能促使小血管扩张，改善血液循环，有助于安神。

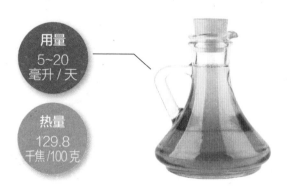

用量
5~20
毫升/天

热量
129.8
千焦/100克

选 购 保 存

酿造食醋以琥珀色或红棕色、有光泽、体态澄清、浓度适当的为佳品。开封的醋可放于低温、避光处保存。

应 用 指 南

补中益气、健脾养胃：泥鳅400克，老黄瓜100克，盐3克，醋10毫升，酱油15毫升，香菜、油各少许。泥鳅洗净切段，老黄瓜洗净去皮，切块，香菜洗净。锅内注油烧热，放入泥鳅翻炒至变色，注水，放入黄瓜焖煮，煮至熟，加盐、醋、酱油调味，撒香菜即可。

食疗作用

醋具有活血散瘀、消食化积、解毒的功效；可以预防流感、上呼吸道感染。适当饮醋既可杀菌，又可促进胃肠消化功能，还可降低血压、防治动脉硬化。此外，食醋能滋润皮肤、改善皮肤的供血、对抗衰老。适宜慢性萎缩性胃炎、麻疹、肾结石、高血压等症者。

搭配宜忌

宜
醋+芦荟 → 缓解紧张情绪
醋+生姜 → 促进食欲

忌
醋+酒 → 引发胃炎
醋+羊肉 → 引发心脏病

葡萄醋

原料

醋 600 毫升，葡萄 500 克，冰糖 300 克

制作

1 将葡萄用清水洗干净，切开晾干。
2 将葡萄和冰糖以交错堆叠的方式放入玻璃容器中。
3 倒入醋，发酵 2 个月后饮用，放至 3 ～ 4 个月以上饮用，风味会更佳。

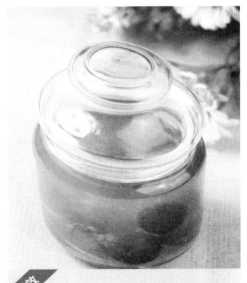

功效 本品可防治高血压，有助于改善睡眠质量。

龙眼醋

原料

醋 500 毫升，干龙眼肉 500 克

制作

1 将干龙眼肉洗干净放入瓶中。
2 倒入醋，发酵 2 个月后饮用，放至 3 ～ 4 个月以上饮用，风味会更佳。

功效 本品有助于预防、调理高血压，能促进人体新陈代谢，改善睡眠。

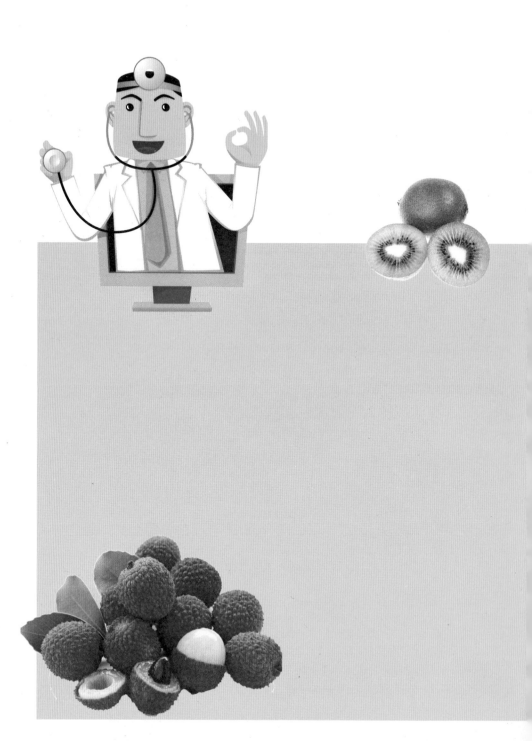

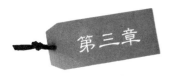

第三章

28 道辅助治疗
失眠的蔬果汁

　　失眠是日常生活中的一种常见病症。引起失眠的原因很多，要调理失眠症状，也可使用饮食疗法。当然，针对失眠的饮食疗法在其内容上涵盖面是比较广的，除了上一章中我们介绍过的 31 种能防治失眠的食材外，本章收集整理了 28 道能辅助治疗失眠的蔬果汁。

　　我们都知道，蔬菜和水果中富含人体所需要的多种维生素、无机盐。正常人每日摄取 500 克以上的蔬菜、水果才能满足人体对维生素最基本的需求。在蔬菜、水果日摄取量不足 500 克的情况下，饮用鲜榨蔬果汁是一种很好的补充营养素的方式。蔬果汁色彩鲜艳，容易引起我们的食欲，对食欲不振、消化不良的失眠患者也很有帮助。蔬果汁在制作上也很简单，只需将几种蔬菜和水果搭配好、处理好，放入榨汁机中榨成汁即可。低热量、富含维生素及无机盐的蔬果汁，不仅能守护健康，同时也能辅助治疗失眠症状。

包菜苹果蜂蜜汁

原料

包菜 30 克，苹果 50 克，蜂蜜少许

制作

1 将包菜洗净，撕成大块；苹果去皮，切丁。

2 将以上材料放入榨汁机中，加入适量冷开水搅打成汁，倒入杯中。

3 最后加入蜂蜜，调匀即可。

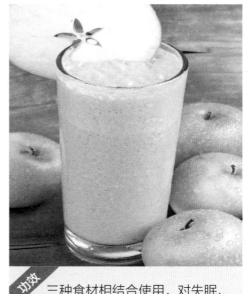

功效 三种食材相结合使用，对失眠、便秘等症有一定疗效。

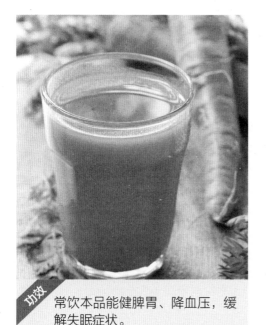

功效 常饮本品能健脾胃、降血压，缓解失眠症状。

爽口胡萝卜芹菜汁

原料

胡萝卜 50 克，芹菜 20 克，包菜 30 克，柠檬汁少许

制作

1 将胡萝卜洗净，去皮切块；芹菜洗净切段；包菜洗净，切片。

2 将以上材料放入榨汁机中，加入适量冷开水搅打成汁，倒入杯中。

3 最后加入柠檬汁，调匀即可。

芹菜杨桃葡萄汁

原料

芹菜 20 克，杨桃 50 克，葡萄 50 克

制作

1 将芹菜洗净，切成小段，备用。
2 将杨桃洗净，切成小块；葡萄洗净后对切，去子。
3 将所有材料倒入榨汁机内，加入适量冷开水榨出汁即可。

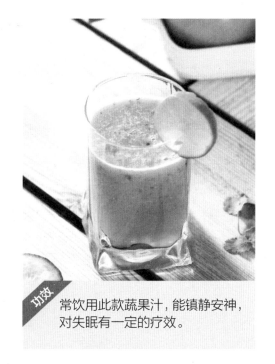

功效 常饮用此款蔬果汁，能镇静安神，对失眠有一定的疗效。

芹菜西蓝花蔬果汁

原料

芹菜 20 克，西蓝花 30 克，莴笋 20 克，牛奶少许

制作

1 将芹菜洗净，切段；西蓝花洗净，切小朵；莴笋去皮洗净，切块。
2 将以上材料放入榨汁机中，加入适量冷开水搅打成汁，倒入杯中。
3 最后加入牛奶，调匀即可。

功效 四种食材合用能除烦降压，对压力造成的失眠有一定的疗效。

双瓜西芹蜂蜜汁

原料

黄瓜 30 克，苦瓜 20 克，西芹 20 克，
蜂蜜适量

制作

1 将黄瓜洗净，切块；西芹洗净，
切块；苦瓜洗净去子，切块。
2 将所有材料放入榨汁机中，加入
适量冷开水榨成汁。
3 最后加入适量蜂蜜，调匀即可。

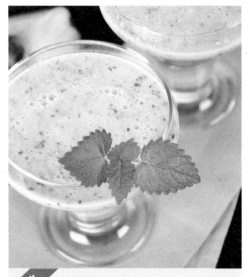

功效 此款蔬果汁有降血糖的作用，能
帮助缓解失眠症状。

柠檬芹菜莴笋汁

原料

柠檬 20 克，芹菜 20 克，莴笋 30 克

制作

1 柠檬洗净去皮，切块；芹菜洗净，
切段；莴笋去皮，洗净，切块。
2 将所有材料放入榨汁机中，加入
适量冷开水，启动榨汁机榨取蔬
果汁，装入杯中即可。

功效 三种食材结合使用对便秘、高血
压、失眠等症有疗效。

苦瓜芹菜黄瓜汁

原料

苦瓜 30 克，芹菜 30 克，黄瓜 20 克

制作

1　苦瓜洗净，去子，切成块；芹菜洗净，切段；黄瓜洗净，去皮，切块。

2　将所有材料放入榨汁机中，加入适量冷开水，启动榨汁机榨成汁，倒入杯中即可。

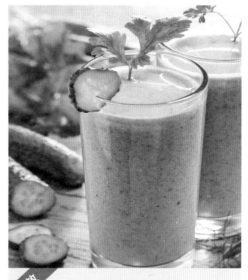

功效　三种蔬菜结合搅打成菜汁，对压力过大引起的失眠有很好的疗效。

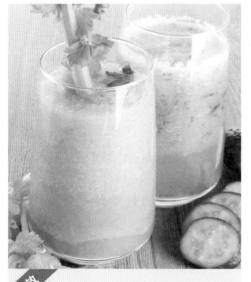

功效　本品对失眠有辅助治疗的效果。

黄瓜芹菜汁

原料

黄瓜 30 克，芹菜 50 克，蜂蜜适量

制作

1　将黄瓜洗净，去皮切块；芹菜洗净，切段。

2　将所有材料放入榨汁机中，加入适量冷开水榨成汁。

3　最后加入适量蜂蜜，调匀即可。

芹菜葡萄梨子汁

原料

芹菜 30 克，葡萄 50 克，梨 1 个

制作

1　将芹菜洗净，切段；葡萄洗净，去皮，去子；梨洗净，去皮，切块。
2　将所有材料放入榨汁机中，加入适量冷开水榨成汁，调匀即可。

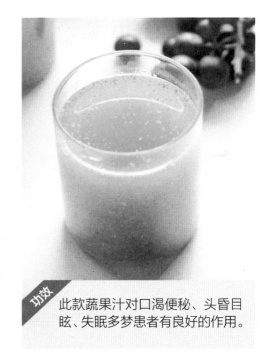

功效　此款蔬果汁对口渴便秘、头昏目眩、失眠多梦患者有良好的作用。

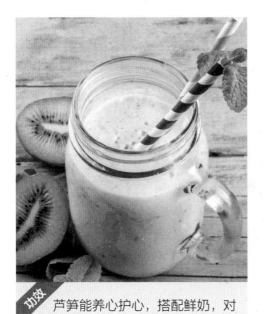

功效　芦笋能养心护心，搭配鲜奶，对失眠有一定的辅助治疗作用。

芦笋鲜奶汁

原料

芦笋 50 克，鲜奶 100 毫升

制作

1　将芦笋洗净，切小段，放入榨汁机中，加入冷开水榨成汁。
2　将芦笋汁装入杯中，加入鲜奶，调匀即可。

芹菜胡萝卜柑橘汁

原料

芹菜 30 克, 胡萝卜 20 克, 柑橘 30 克

制作

1 将芹菜洗净, 切段; 胡萝卜洗净, 去皮, 切块; 柑橘去皮洗净, 切块。

2 将以上材料放入榨汁机中, 加入适量冷开水搅打成汁, 倒入杯中, 搅匀即可。

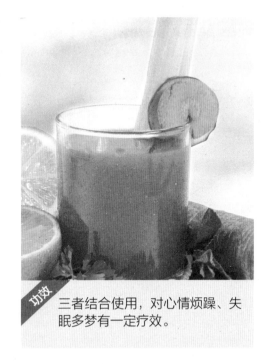

功效　三者结合使用, 对心情烦躁、失眠多梦有一定疗效。

西瓜柠檬蜂蜜汁

原料

西瓜 50 克, 柠檬 20 克, 蜂蜜少许

制作

1 将西瓜去皮去子, 切小块; 柠檬洗净后切薄片。

2 将以上材料放入榨汁机中, 加入适量冷开水榨汁。

3 最后将果汁倒入杯中, 加少许蜂蜜拌匀即可。

功效　此款果汁能强心宁神, 对失眠有一定疗效。

酸甜猕猴桃柳橙汁

原料

猕猴桃 30 克，柳橙 20 克，蜂蜜适量

制作

1 将猕猴桃对切，挖出果肉；柳橙对半切开，去皮，切小块。

2 将处理好的猕猴桃和柳橙放入榨汁机内榨汁。

3 最后将果汁倒入杯中，加少许蜂蜜拌匀即可饮用。

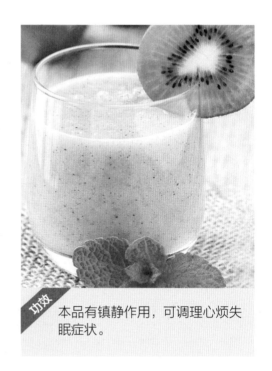

功效 本品有镇静作用，可调理心烦失眠症状。

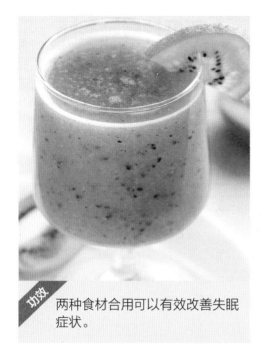

功效 两种食材合用可以有效改善失眠症状。

猕猴桃香蕉汁

原料

猕猴桃 30 克，香蕉 1 根，蜂蜜适量

制作

1 将猕猴桃洗净，去皮，切成片；香蕉去皮，切成段。

2 将两种材料放进榨汁机中榨汁。

3 榨成汁后倒进杯中，加上蜂蜜，搅拌均匀即可。

胡萝卜蜂蜜汁

原料

胡萝卜 30 克，蜂蜜适量

制作

1　将胡萝卜洗净，去皮，切成段。

2　放进榨汁机中，榨成汁。

3　将胡萝卜汁倒进杯中，加上蜂蜜，搅拌均匀即可饮用。

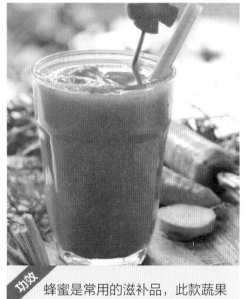

功效　蜂蜜是常用的滋补品，此款蔬果汁对失眠患者有一定作用。

胡萝卜红薯汁

原料

胡萝卜 30 克，红薯 20 克

制作

1　将红薯洗净，去皮，煮熟；胡萝卜洗净，带皮使用，切成适当大小的块。

2　将所有材料放入榨汁机一起搅打成汁，滤出果肉即可。

功效　本品有助人体细胞液体和电解质平衡，维持正常血压和心脏功能。

胡萝卜梨汁

原料

胡萝卜30克，梨20克，蜂蜜适量

制作

1 将胡萝卜洗净，去皮，切成段；梨洗净，去皮去核，切成片。

2 将两种材料放入榨汁机中榨成汁。

3 将果汁倒进杯中加上蜂蜜，搅拌均匀即可饮用。

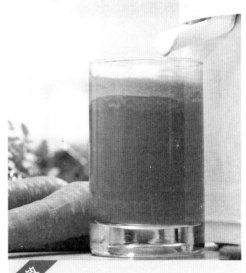

功效 本品可刺激皮肤的新陈代谢，促进血液循环。

香蕉柠檬蔬菜汁

原料

香蕉100克，柠檬半个，莴笋50克，菠菜50克，蜂蜜适量

制作

1 香蕉去皮取肉，切成小块装入盘中；柠檬去皮切成薄片；莴笋去皮，切成小块，入沸水中焯熟。

2 榨汁机中倒入适量冷开水，将以上材料一同放入榨汁机中榨成汁。

3 依据个人口味加适量蜂蜜即可食用。

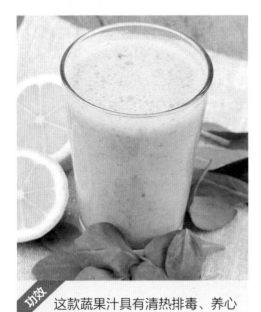

功效 这款蔬果汁具有清热排毒、养心安神的功效。

柑橘香蕉蜂蜜汁

原料

香蕉 100 克，柑橘 50 克，蜂蜜适量

制作

1 香蕉去皮取肉，切成小块装入盘中；柑橘剥去皮，掰成小瓣。

2 榨汁机内倒入适量冷开水，将以上材料一同放入榨汁机榨成汁。

3 加适量蜂蜜即可食用。

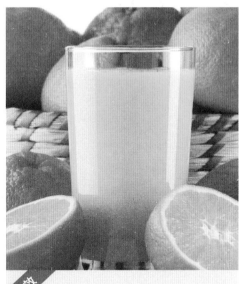

功效 本品有很好的助眠功效，可改善睡眠质量。

菠菜西蓝花汁

原料

西蓝花 100 克，菠菜 100 克，蜂蜜适量

制作

1 将西蓝花洗净，切成小片；菠菜洗净，去掉根须，切成小段。

2 将西蓝花和菠菜倒入榨汁机内榨成汁。

3 可依据个人口味添加适量蜂蜜食用。

功效 本品能促进生长发育、增强抗病能力，促进人体新陈代谢。

梨子柑橘蜂蜜饮

原料

梨 1 个，柑橘 1 个，蜂蜜适量

制作

1 将梨去皮洗净并切块。
2 柑橘去皮洗净与梨一同入榨汁机中，加少许纯净水，榨汁，搅打好后，再倒入杯中，加入蜂蜜拌匀即可。

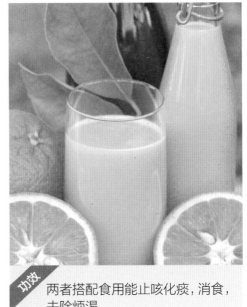

功效 两者搭配食用能止咳化痰，消食，去除烦渴。

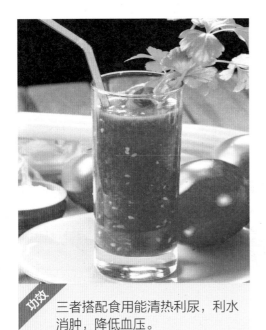

功效 三者搭配食用能清热利尿，利水消肿，降低血压。

西红柿芹菜莴笋汁

原料

西红柿 30 克，芹菜 20 克，莴笋 30 克

制作

1 将西红柿洗净，在沸水锅中烫一下后去皮，切块备用。
2 芹菜洗净切段，莴笋去皮泡水后切块。
3 将以上材料一同放入榨汁机，加入少许冷开水榨成汁即可。

美味莴笋蔬果汁

原料

莴笋适量，哈密瓜适量，白糖适量

制作

1　将莴笋去皮，切块，洗净。
2　哈密瓜去皮，切块，洗净，然后与莴笋同入榨汁机，加少许纯净水榨汁，搅打好后倒入杯中，加少许白糖即可。

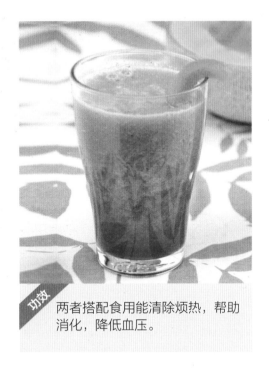

功效　两者搭配食用能清除烦热，帮助消化，降低血压。

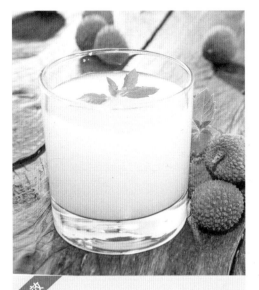

功效　两者搭配食用能生津止渴、健胃消食、增强气力。

美味荔枝柠檬汁

原料

荔枝5个，柠檬1个，白糖少许

制作

1　将荔枝去壳去核洗净，柠檬切片洗净。
2　将荔枝和柠檬片同入榨汁机，加纯净水少许，榨汁，搅打好后倒入杯中，加入少许白糖拌匀即可。

美味香蕉荔枝密瓜汁

原料

香蕉 1 根，荔枝 4 个，哈密瓜适量

制作

1 将香蕉去皮，切段。

2 荔枝去壳去核，洗净；哈密瓜去皮去子，切块洗净。

3 将食材一同入榨汁机，加入少许纯净水榨汁，搅打好后倒入杯中即可。

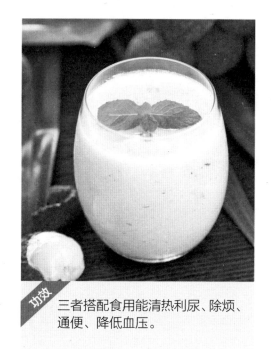

功效 三者搭配食用能清热利尿、除烦、通便、降低血压。

荔枝菠萝汁

原料

荔枝 4 个，菠萝适量，白糖少许

制作

1 将荔枝去壳去核，然后洗净。

2 菠萝去皮用盐水浸泡后洗净，然后与荔枝同入榨汁机，加少许纯净水，榨汁，搅打好后加入少许白糖拌匀即可。

功效 两者搭配食用能清热除烦、健胃消食。

橘子马蹄蜂蜜汁

原料

橘子 1 个，马蹄 3 个，蜂蜜 15 克

制作

1 将橘子剥去外皮，马蹄去皮，然后将其分别洗净备用。
2 将食材放入榨汁机中，加入少许纯净水榨汁，搅打好后加入蜂蜜调匀即可。

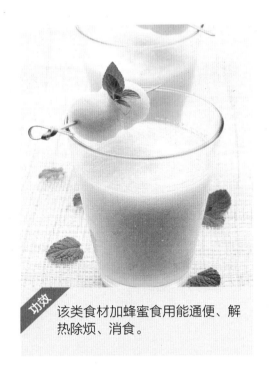

功效 该类食材加蜂蜜食用能通便、解热除烦、消食。

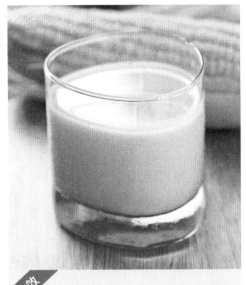

功效 两者搭配食用能降低血脂、延缓衰老、增强记忆力、通便。

蜂蜜玉米汁

原料

蜂蜜 20 克，玉米粒 200 克

制作

1 将玉米粒用清水淘洗干净，然后将其倒入榨汁机，加入少许纯净水榨汁，搅打 30 秒后倒入杯中备用。
2 将蜂蜜加入杯中拌匀即可。也可以将榨好的汁倒入锅中，煮至温热后调入蜂蜜拌匀，趁热服用。

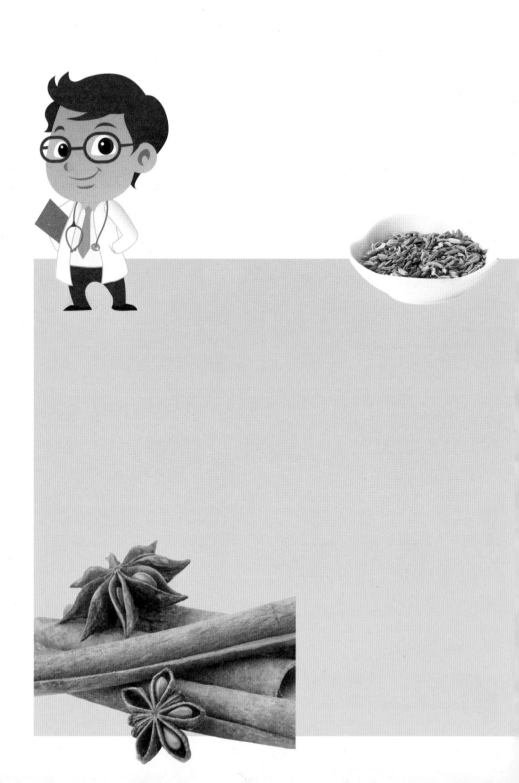

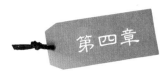
第四章

42种失眠患者慎吃的食物，
你吃错了吗？

　　有些人白天总是精神不佳、昏昏沉沉，晚上却想睡睡不着，或不一会儿就惊醒，此类现象称之为失眠。失眠严重影响人们的生活，长期的失眠会导致心情烦闷、脾气暴躁、精神不振等，严重的还会导致内分泌失调，甚至会导致疾病的发生。您愿意看着病情恶意地发展吗？想必大家都会说，"想治但没辙"。因为有些人稍有失眠的苗头就吃安眠药，对药物产生了依赖，不能自拔，最后是剂量越大越无效，有的则还会出现药毒性反应。现在，我们可以不吃药，从饮食上加以调理，对治疗失眠疗效显著。这不是大话，因为任何食物都有一定的功效，找准导致失眠的根本原因，对症饮食是可以把出现的症状吃下去的。那么你是否知道对症食物怎么吃，什么食物宜吃，什么食物不宜吃吗？通过本章了解了不应该吃或慎吃的食物后，失眠患者不用愁睡不着觉了。

浓茶

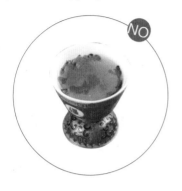

不宜吃的原因：

1.浓茶含有茶多酚等类似咖啡因的成分，能兴奋中枢神经，有提神醒脑的作用，失眠者饮用后会加重失眠症状。

2.大量饮用浓茶，鞣酸与铁质的结合就会更加活跃，给人体对铁的吸收带来障碍和影响，使人体出现缺铁性贫血，从而导致气血亏虚，而气血虚弱也是造成失眠的原因。

咖啡

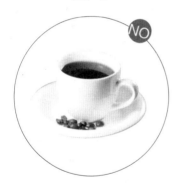

不宜吃的原因：

1.咖啡含有咖啡因成分，饮用后同样会兴奋大脑的中枢神经，使大脑处于兴奋状态，失眠者饮用后会加重病情。

2.咖啡长期饮用，容易破坏大脑正常的运转规律，从而改变体内的代谢，导致出现某种疾病。咖啡的热量和脂肪含量均较高，饮用大量的煮沸咖啡，可使三酰甘油水平升高，出现脂血症。

桂皮

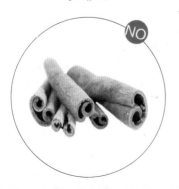

不宜吃的原因：

1.桂皮，中医讲其性属温热，对于由火旺、热盛等原因所致的心烦不寐者，食用后会加重体内的热像，使病情加重。

2.桂皮本身有小毒，如用量过大，可发生头晕、眼花、眼胀、眼涩、咳嗽、尿少、干渴、脉数大等毒性反应，对健康不利。而长期的失眠会导致疲惫无力，抵抗力下降，毒性反应会更为明显。

胡椒

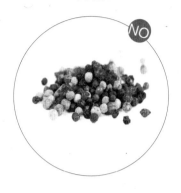

不宜吃的原因：

1.胡椒性热，食用后容易积热生燥，加重内热，出现上火症状。对阴虚火旺、肝火上扰所致失眠者来说，食用后会使失眠更为严重。

2.中医讲过多食用胡椒容易"损肺、发疮、齿痛、目昏"。而失眠者时感头昏眼花、烦躁易怒、疲惫无力，食用此类食物后无疑会加重病情。

咖喱粉

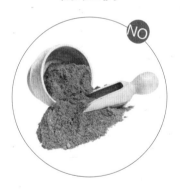

不宜吃的原因：

1.咖喱粉是由多种辛热香料混合制作而成，其性属热，对于由阴虚火旺和肝气郁结化火所致失眠者来说，其内热较重，食用辛热之物，无疑会加重内热，从而会使失眠更为严重。

2.咖喱粉是大热之物，还能使心跳加快，血压升高，而失眠者常常会出现此类症状，食用后无疑会加重病情。

芥末

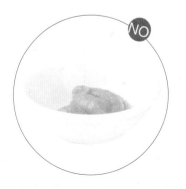

不宜吃的原因：

1.适当的食用芥末具有开胃消食之功，过多的食用后容易上火。对于失眠者来说多数是由于肝火旺盛，而扰乱心神，从而导致心神不宁，出现失眠。食用芥末后会使肝火更旺，使失眠更为严重。

2.芥末具有强烈刺激性辣味，食用后可使人血压升高。失眠者常常有高血压、心跳快等症状，食用会加重病情。

泡菜

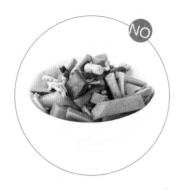

不宜吃的原因：

1.泡菜盐分含量较高。高盐饮食可使口腔唾液分泌减少，使上呼吸道黏膜抵抗疾病侵袭的作用减弱。而长期的失眠，患者会感觉呼吸急促，呼吸困难，若长期食用不利病情。

2.泡菜过多的食用容易导致高血压，长期的失眠患者，由于体内代谢紊乱，易患高血压，因此会使病情更为严重。

酸菜

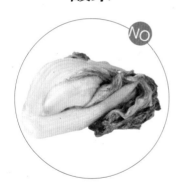

不宜吃的原因：

适量食用酸菜可开胃消食，但禁止食用腌制时间较短的酸菜。因腌浸时间短，含亚硝酸盐过多，会令红细胞失去携带氧气的能力，导致组织缺氧，出现皮肤和嘴唇青紫、头痛头晕等亚硝酸盐中毒症状。长期的失眠患者常常会感到呼吸急促、呼吸困难，食用后会加重病情。

酸笋

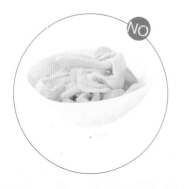

不宜吃的原因：

1.竹笋是发物，酸笋尤甚，对于患有暗疾、皮肤病等症的患者不宜食用。对一般人来说，适当的食用可以开胃消食。过多的食用易导致消化不良、积滞，从而出现一些精神方面的表现，对失眠者而言，会加重病情。

2.酸笋是腌制品，盐分含量较高，食用容易使血压升高，对失眠者健康不利。

榴莲

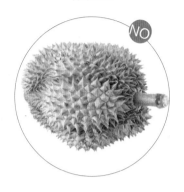

不宜吃的原因：

1.榴莲性热而滞，过多食用能增加内热，可引发和加重大便秘结等症状。失眠多数由肝火旺盛所致，食用后会加重内热表现，失眠症状更为严重。

2.榴莲的含糖量很高，长期摄入容易引起糖类代谢紊乱，会增加脂血症、糖尿病的发病率，而失眠者易患糖尿病、脂血症等疾病，食用后对其不利。

韭菜

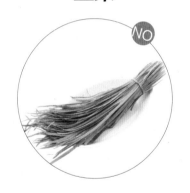

不宜吃的原因：

1.韭菜多食能使人神昏目暗，而且大量粗纤维刺激肠壁，往往引起腹泻。对失眠者而言，长期的失眠会导致精神较差，常感神疲乏力、头晕等，食用后显然会加重病情。

2.韭菜是温热之物，过多的食用容易使肝阳上亢，加重内热，而失眠者内热本身较重，食用无疑会使失眠更为严重。

生姜

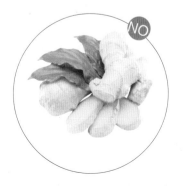

不宜吃的原因：

1.生姜性味温辛，是助阳之品，对一般人而言，有"秋不食姜，夜不食姜"之说，阴虚火旺者则禁止食用。失眠者，多数为阴虚火旺者，易烦躁易怒、失眠等，食用后会加重病情。

2.生姜含有姜辣素，过多的食用对肾脏有损伤，而且还易导致咽干、便秘等症，对身体不利。

香椿

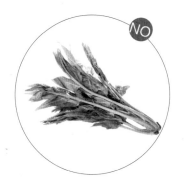

不宜吃的原因：

1.有医书记载："椿芽多食动风，熏十经脉、五脏六腑，令人神昏血气微。"故不宜多食。香椿也是发物，有痼疾、慢性病的患者不宜食用。

2.香椿是温性食材，过多的食用容易加重内热。对失眠者而言，其本身就是肝火旺盛，而扰乱心神，所致失眠，食用后会加重肝火，使失眠症状更为严重。

洋葱

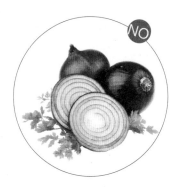

不宜吃的原因：

1.洋葱是辛辣刺激之品，内热较重者不宜食用。而失眠者因内热盛重，而致心神不宁，食用后显然会加重失眠症状。

2.洋葱有强烈的刺激性，过多的食用容易引起眼睛模糊和发热，又由于它易产生挥发性气体，过量食用会产生胀气和排气过多，给人造成不快。还会造成烦躁情绪，不利失眠症状的缓解。

羊肉

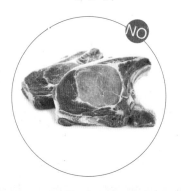

不宜吃的原因：

1.羊肉是温补之品，食用后会积热生燥，耗损津液，加重内热症状。而失眠者本身内热较重，显然不利病情。

2.羊肉蛋白质含量较为丰富，过多的食用不利消化，对于脾胃虚弱、消化功能较差的人不宜多食。对失眠者来说，长期的失眠后会使其消化功能降低、脾虚也较为严重，食用后显然会加重病情。

培根

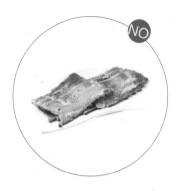

不宜吃的原因：

1.培根是腊肉的一种，在制作过程中添加了辛辣香料和盐分，是典型的腌制品。过多的食用含盐量高的制品，容易患呼吸道疾病和高血压，对失眠者来说，食用后显然会使病情加重。

2.培根是风干之品，质地坚硬，营养流失较为严重，过多的食用易出现营养不均衡，而且不易消化，对健康不利。

腊肠

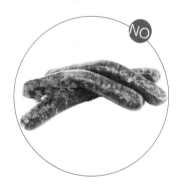

不宜吃的原因：

1.腊肠在加工过程中要加入大量的食盐、防腐剂、色素等，为了不使腌制品变质，盐的分量会特别"足"。对失眠者而言，长期的失眠后，其抵抗力会降低。过多食用高盐食物，对健康不利。

2. 腊肠中肥肉比例高达50%以上，脂肪含量较高，长期摄入高脂肪食物，易患高血压、脂血症及心脑血管疾病。

腊肉

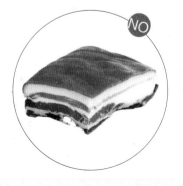

不宜吃的原因：

1.腊肉在制作过程中，很多维生素和微量元素等几乎丧失殆尽，如维生素B_1、烟酸等含量均为零。过多的食用不利于营养的吸收，对患者不利。

2.腊肉的盐分含量较高，食用会导致盐分摄入过多，易使血压出现波动。而长期的失眠，会因烦躁情绪等各种原因导致血压升高，食用后不利病情的控制。

肥肉

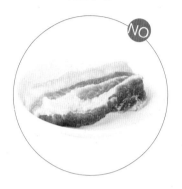

不宜吃的原因：

1.肥肉是肥厚甘腻之品，脂肪含量较高，而且多数是饱和脂肪酸，长期过多地食用，易导致脂血症等疾病。而失眠者，长期的失眠会导致体内代谢紊乱，血压波动明显，食用后会加剧病情。

2.失眠者多数是心脾两虚所致，过多的食用肥厚油腻之品会使体内痰湿更为严重，加重痰热，使失眠症状更为严重。

午餐肉

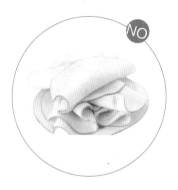

不宜吃的原因：

1.午餐肉属于加工的肉类制品，添加了防腐剂，有的还添加了人工合成色素、香精等，长期食用对身体不利。

2.午餐肉的成分中含有亚硝酸盐成分，长期摄入含有此类物质的食物会增加人体患癌的概率。而长期失眠的患者，由于精神较差，情绪暴躁，所以免疫力差，食用后比一般人患病概率要高。

咸肉

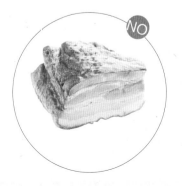

不宜吃的原因：

1.咸肉属于腌制肉类，肉类经过盐浸后营养流失较重，长期食用不利营养均衡。另外，由于其盐分含量较高，食用后会导致血压波动，从而出现高血压。对失眠患者不利。

2.咸肉中含有一种嗜盐菌，一旦过量摄入体内，嗜盐菌就会起到侵害作用，对人体不利，不宜多食。

咸鱼

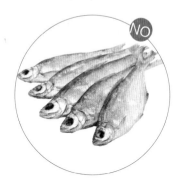

不宜吃的原因：

1.咸鱼是一种腌制品，含有硝酸盐，硝酸盐在细菌的作用下，可形成亚硝酸盐。而鱼中含有大量的胺类物质，当亚硝酸与胺作用时，就会形成亚硝胺，是一种强烈的致癌物质，易引起消化道癌等。

2.失眠者多数因阴虚内热所致，阴虚者不宜食用过咸的食物，容易耗损津液，会加重其失眠症状。

香肠

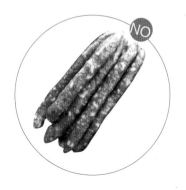

不宜吃的原因：

1.为保证香肠新鲜，多数会添加防腐剂，即亚硝酸盐，大量食入，可使血液失去携带氧气的功能而使人体缺氧。长期失眠的患者常感呼吸急促、呼吸困难，若出现缺氧症状会使病情更为严重。

2.香肠保管不善很容易发霉，人们进食受了污染的香肠后会引起食物中毒。

熏肉

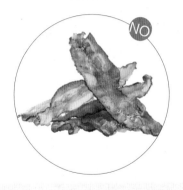

不宜吃的原因：

1.熏肉在制作过程中加入了很多盐腌渍，大量摄入可使血压升高。若腌制的时间不够长还容易有亚硝酸盐存在，过多的摄入会给身体带来极大的危害。

2.熏肉属于熏烤制品，在熏制过程中烟会在肉的表面形成一层固态物，其中含有致癌物质，且含量很高，长期食用会损害健康，提高癌症发病率。

风吹肉

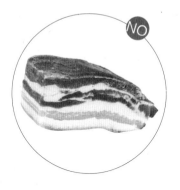

不宜吃的原因：

1.风吹肉是腊肉中的一种，盐分含量较高。而长期失眠的患者，由于情绪不稳定，脾气暴躁、易怒，从而血压极不稳定，食用此类食物，会使病情恶化。

2.风吹肉质地坚硬，含有丰富的蛋白质和脂肪，对于因心脾两虚所致失眠者来说，其本身脾胃功能差，消化功能低下，食用后不利于消化吸收。

风干牛肉

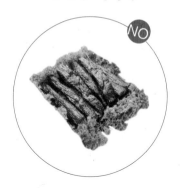

不宜吃的原因：

1.风干牛肉也是腊肉，牛肉中蛋白质含量极高，脂肪酸的含量也高，过多食用后不利于消化，易积滞。而失眠者，由于植物神经功能紊乱，从而导致消化功能低下，食用此类食物会使病症加剧。

2.风干牛肉是发物，有痼疾和慢性病的患者不宜食用。而且其盐分含量足，食用后容易使血压升高，对其不利。

干酪

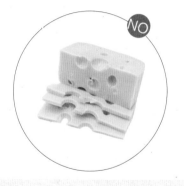

不宜吃的原因：

1.干酪含有乳糖，而乳糖是不容易被消化的，对失眠者来说，长期的失眠会导致体内代谢紊乱，也会导致其消化功能降低，脾胃功能变弱，食用此类食物会使病情加剧。

2.干酪所含能量较高，过多食用容易令人胃胀。脂肪酸的含量也较高，过多的食用易导致脂血症，对身体不利。

蟹黄

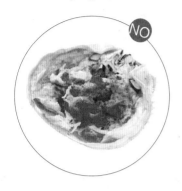

不宜吃的原因：

1.蟹黄中含有较高的胆固醇和蛋白质成分，对失眠者而言，长期的失眠会导致患者血压波动、情绪急躁，会使血压升高，若食用此类食物，会使病情恶化。

2.螃蟹是寒性食物，对失眠的女性而言，失眠会导致植物神经功能紊乱，会出现月经不调，若食用寒性的食物，会加重痛经、闭经等症状。

松花蛋

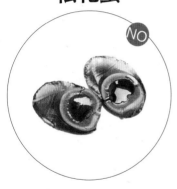

不宜吃的原因：

1.松花蛋即所熟知的皮蛋，含有重金属铅，过多的食用容易引起铅中毒。

2.松花蛋的蛋壳含有大量的细菌，较脏的皮蛋更不用说，这些细菌若大量通过蛋壳的孔隙进入蛋内，吃了这样带有病菌的松花蛋就会致病。而失眠者的免疫力较差，过多食用会增加患病风险。

咸蛋

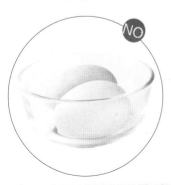

不宜吃的原因：

1.咸蛋是腌制产品，为使咸蛋的保质期长，会添加一些防腐剂，过多食用含防腐剂的食物，对身体的损害极大。

2.咸蛋中盐分的含量很高，能刺激血管收缩，使血压升高。且咸蛋中蛋黄的胆固醇的含量较高，过多食用易导致动脉粥样硬化和结石的形成，对情绪不稳、免疫力低下的失眠患者来说都不利。

葡萄酒

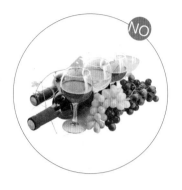

不宜吃的原因：

葡萄酒是酒精类产品，但不如白酒酒精度数高，适量的饮用可以舒筋活络、美容养颜。但是过多地饮用，也会对身体造成伤害，首当其冲的是肝脏。对失眠者来说，长期的失眠，会导致情绪低落、郁闷、精神不振等，从中医角度讲，对肝脏不利，饮用葡萄酒后会加速其向不利方向发展。

啤酒

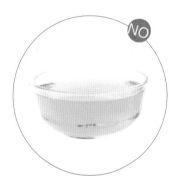

不宜吃的原因：

啤酒酒精含量不高，但是过多的饮用，酒精含量也会相对的增加，会损害肝脏，故肝功能不健全者不宜饮用。对失眠者而言，长期的失眠会导致植物神经紊乱，体内代谢变化，脏器功能降低，饮用此类饮品，显然会加速病情发展。

红茶

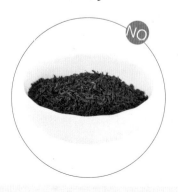

不宜吃的原因：

1.红茶具有提神的作用，对失眠者来说，饮用后会加重失眠等症状。

2.红茶是温性饮品，有胃热的患者不宜饮用，对因阴虚火旺或肝阳上扰所致心神不安、失眠，饮用此类饮品会加重内热，从而使病情向不利方向发展。

花茶

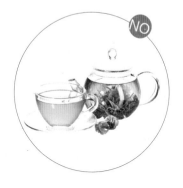

不宜吃的原因：

花茶的种类繁多，常见的有茉莉花茶、玫瑰花茶、菊花茶。花茶不能随便喝，要根据自己的体质症状的不同而适当地饮用，其药效较佳。对于失眠者而言，因阴虚火旺、肝郁化火所致失眠，不宜过多地饮用温性茶类，否则会加重失眠症状。

奶油

不宜吃的原因：

市售奶油多为植物奶油，植物奶油不如动物奶油含有较高的胆固醇和高热量，但是含有大量的反式脂肪酸，能增加血液的黏稠度，可以提高低密度脂类的数量，减少高密度脂类的数量，从而促进动脉硬化的发生。

油条

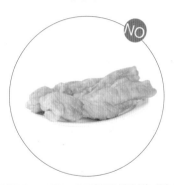

不宜吃的原因：

1.油条在制作时，需加入一定量的明矾。明矾是一种含铝的无机物，被摄入的铝虽然能经过肾脏排出一部分，但由于天天摄入而很难排净。超量的铝会毒害人的大脑及神经细胞，对健康不利。

2.经过高温的油脂所含的必需脂肪酸和维生素D等遭到氧化破坏，营养价值降低，食用后难以起到补充营养的作用。

巧克力

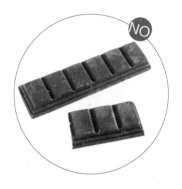

不宜吃的原因：

巧克力含有酪胺，这是一种活性酸，过多地食用容易引起头痛。因为此类物质会导致机体产生能收缩血管的激素，而血管又在不停地扩张以抵抗这种收缩，从而出现头疼。对失眠者来说，时常自感头晕脑涨、体倦无力、精神不振等，食用后会使病情更为严重。

冰淇淋

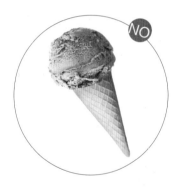

不宜吃的原因：

1.冰淇淋多数是由人工奶油加工制作，而人工奶油能增加血液的黏稠度，导致动脉硬化的形成。对失眠者而言，以上症状都易发，食用后显然会加速其发展。

2.冰淇淋是生冷食品，过多地食用对肠胃的刺激很大，不利消化吸收，影响食欲。而长期的失眠造成消化功能减弱、免疫力降低，食用后对病情不利。

方便面

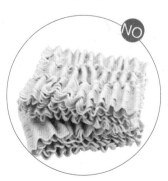

不宜吃的原因：

方便面油脂含量高，油脂经过氧化后变为"氧化脂质"，易积于血管或其他器官中，加速人的衰老，引起多种疾病。此外，方便面在制作过程中大量使用棕榈油，其含有的饱和脂肪酸可加速动脉硬化的形成，对免疫力低下、脏器功能降低的失眠者而言都极为不利。

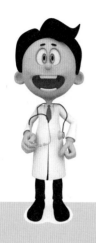

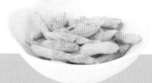

豆腐乳

不宜吃的原因：

腐乳含盐和嘌呤量普遍较高，高血压、心血管病、痛风、肾病患者及消化道溃疡患者，宜少吃或不吃。而失眠者，经过长期的失眠，会出现血压升高、消化功能降低等症状，食用后会使病情恶化。

冷饮

不宜吃的原因：

1.对失眠者而言，长期的失眠会导致其体质虚弱、免疫力低下、消化功能降低，若过多地饮用过冷的水，不利病情好转。

2.冷饮中水的成分较多，过多的饮用会加重肾脏的负担，导致尿量增加。对失眠者来说，晚上应保持尽量少上厕所或不上，饮用后会加重失眠症状。

醪糟

不宜吃的原因：

1.醪糟含少量的酒精成分，过多地食用能扩充血管，加速心跳。对失眠者来说，由于其植物神经功能失调，使得神经功能亢进，心跳同样会加快，过多地食用此食物，严重者会出现心律不齐。

2.醪糟富含糖类等成分，容易产生饱腹感，过多地食用容易引起腹胀、腹痛等症状。

失眠症的中医保健奇奥，你了解吗？

药膳与药茶是祖国传统医学中一个重要的组成部分。与单纯的饮食调理相比，药膳既有食物的色、香、味，又有较好的治病、强身效果，在养生、保健和疾病康复调理方面有重要意义。而药茶因其制法简单、服用方便，也广受欢迎。将一些具有养心安神或清热安神作用的中药，搭配其他材料制成药膳和药茶，对于各种原因引起的失眠有很好的调理效果。但在使用药膳与药茶时，应注意几点：①要综合分析患者的体质、症状及病因、季节时令、地理环境等多方面情况，再给予适当的药膳治疗，辨证施治，切忌乱用。②使用药膳、药茶应适量，根据药材的常用量与自身情况适当调整。不宜过多，以免适得其反，对身体造成负担甚至损害。③安神、助眠的药茶可在睡前饮用，效果更佳。④避免油腻、辛辣刺激的食物。不要搭配西药同时服用，或遵医嘱。

本章介绍了 27 种失眠常用的中药材及调理药膳、药茶，还整理了失眠常用的 18 种中成药，适合失眠较重，通过药膳及饮食生活调整效果较差的读者参考使用。希望读者能从中受益，调理好身体，远离失眠困扰，保持健康、充满活力。

治疗失眠常用中药材及调养药膳

失眠对我们的身体、工作、生活都可能造成危害，其"影响力"可大可小，调理失眠除了食材的运用，还可结合中药材进行。

莲子心

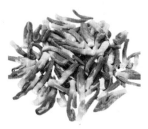

【性味归经】 性寒，味苦。归心、肾经。

【助眠关键】 莲子心有清心火、止遗精的作用，心肾不交、阴虚火旺的失眠患者，食之最宜。从临床应用上看，莲子心适用于轻度失眠人群。

【功效主治】 莲子心具有清心安神、交通心肾、涩精止血的功效。用于热入心包，神昏谵语，心肾不交，失眠遗精，血热吐血。还具有强心、降压、降脂的作用。

【应用指南】 1.莲子心5克，夜交藤25克，茯苓12克。水煎服。本方用莲子心清心热，夜交藤、茯苓宁心安神。用于心经有热，烦躁失眠。

2.莲子心10克，夏枯草30克。煎水服。本方以莲子心清热除烦，夏枯草清肝火。用于高血压，心烦发热，眩晕头痛。

【食用宜忌】 莲子心与元参、麦冬等搭配，可治温热病的高热、神昏谵语及心火亢盛、烦躁不安等症。莲子心味苦性寒，脾胃虚寒者不宜食用。

调养药膳

1.**莲心栀子甘草茶**：莲子心3克，栀子9克，甘草6克。将莲子心、栀子、甘草分别洗净放入杯中，用开水冲泡，代茶饮用。本品可清心泻火，适于调理心烦失眠、燥热、高血压等。

2.**莲子心茶**：莲子心2克，生甘草3克。将莲子心、甘草分别洗净，用开水冲泡饮用，每日一杯。本品可清心火、平肝火、调节情绪、安神，可调理心火内炽所致的烦躁不眠等症。

合欢花

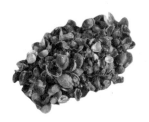

【性味归经】 性平，味甘。归心、肝经。

【助眠关键】 合欢花含有合欢苷、鞣质，可解郁安神、滋阴补阳、理气开胃、活络止痛、清热解暑、养颜祛斑、解酒。用于治疗郁结胸闷，失眠，健忘，风火眼。

【功效主治】 合欢花有理气解郁、宁心安神、清肝明目的作用。主治情志不舒、肝脾气郁、胸闷、失眠健忘、眼疾、神经衰弱等症。

【应用指南】 1.合欢花、柏子仁各9克，白芍6克，龙齿15克，琥珀粉3克（分2次冲服）。水煎服。主治神烦不宁，抑郁失眠。

2.黄连2克，合欢花、夜交藤各5克，郁金3克。水煎服，每日睡前服。可治阴虚火旺型失眠。

【食用宜忌】 合欢花与香橼、郁金、佛手、木香等同用，可疏肝解郁、改善情绪、和胃消滞；与菊花、黄芩、草决明等相配，具有清肝、疏风、明目的功能，常用于风火目疾、视物不清等症。本品芳香，阴虚津伤者慎用。

调养药膳

1.合欢花粥：合欢花30克，大米50克，红糖适量。将大米用清水清洗干净，合欢花用清水略微冲洗，与红糖一起放入锅内，加清水500毫升，用文火烧至粥稠即可。于每晚睡前1小时空腹温热顿服。

2.合欢花猪肝汤：猪肝100克，瘦猪肉60克，合欢花10克，盐3克。将合欢花用水浸泡，洗净；猪肝、瘦肉洗净，切片，用少许盐拌匀。把合欢花放入锅内，加清水适量，文火煮沸10分钟，再放入猪肝、瘦肉煮沸，加入盐调味即可。

远志

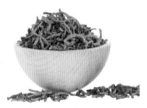

【**性味归经**】　性温，味苦。归心、肾、肺经。

【**助眠关键**】　远志主要成分为远志皂苷，有镇静、抗惊厥、祛痰、抗菌等作用。

【**功效主治**】　安神益智，祛痰，消肿。用于心肾不交引起的失眠多梦、健忘惊悸、神志恍惚、咳痰不爽、疮疡肿毒、乳房肿痛。远志含植物皂苷，能刺激胃黏膜，引起轻度恶心，因而反射地增加支气管的分泌起到祛痰作用。

【**应用指南**】　1.用于因惊恐所伤而致的惊悸、多梦不宁，常配朱砂、石菖蒲等药同用，如远志丸。

2.远志可与人参、石菖蒲、茯苓同用，人参能滋补益气，茯苓能调理安神，可治疗失眠、健忘，改善记忆力。

3.若心气虚，不能藏神，惊恐而不安卧者，常与人参、龙齿、茯苓同用。

【**食用宜忌**】　常用量3~10克，心肾有火、阴虚阳亢者忌服。得茯苓、冬葵子、龙骨良。畏珍珠、藜芦、蜚蠊、蛴螬。

调养药膳

1.远志粥：大米100克，远志10克。大米洗净稍浸泡；远志洗净，用水煎取汁备用。锅内添水煮沸，放入大米煮成粥，倒入远志药汁稍煮即可食用。本品有安神、改善记忆力的功效，适用于调理心肾不交引起的失眠、多梦等。

2.天王补心饮：酸枣仁12克，柏子仁10克，当归10克，天冬9克，麦冬10克，生地15克，人参10克，丹参9克，玄参10克，云苓12克，五味子8克，远志肉9克，桔梗8克。将上述药材洗净，放入砂锅内，加入5碗水，煮沸；煮至2碗水，倒出药汁。重复上述过程2次。把3次药汁拌匀，分3次服用。

桑葚

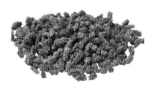

【性味归经】 性微寒，味甘。入心、肝、肾经。

【助眠关键】 桑葚主入肝肾，具有滋阴养血、生津润燥的作用。

【功效主治】 滋阴补血，润肠，生津。用于阴亏血虚、阴虚消渴、津亏口渴、眩晕耳鸣、肠燥便秘。补肝、益肾、息风、滋液。治肝肾阴亏、消渴、便秘、目暗、耳鸣、瘰疬、关节不利。

【应用指南】 1.桑葚、蜂蜜各适量。将桑葚水煎取汁，文火熬膏，加入蜂蜜拌匀饮服，每次10~15毫升，每日2~3次。可滋阴补血，适用于阴血亏虚所致的须发早白、头目晕眩，女子月经不调、闭经等。

2.鲜桑葚60克，龙眼肉30克，炖烂食，每日2次，可以辅助治疗贫血。

【食用宜忌】 常用量10~15克。桑葚用于阴亏血虚所致的眩晕、耳鸣、失眠、须发早白，可单用水煎汁加蜂蜜熬膏服；或用干品研末制蜜丸服；亦可与何首乌、女贞子等补肝肾、益阴血药同用，以增强疗效，如首乌延寿丹。脾胃虚寒便溏者禁服。

调养药膳

1.**桑葚醋**：桑葚800克，糙米醋或陈醋1000毫升。桑葚洗净晾干，取一干净且干燥的玻璃罐，将桑葚、醋放进去，盖口密封。在阴凉处静置3~4个月。用凉开水稀释8倍以上，饭后饮用即可。

2.**桑葚膏**：取新鲜成熟的桑葚，洗净后放入榨汁机中榨取汁液，然后将汁液静置，并用纱布过滤，滤液浓缩成稠膏，每350克稠膏加615克蔗糖，再加适量转化糖液，搅拌均匀，浓缩至稠膏状，即成糖膏。

绞股蓝

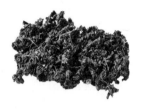

【性味归经】 性寒，味苦。归肺、脾、肾经。

【助眠关键】 绞股蓝中含有绞股蓝苷，具有促进生长发育、延长正常细胞寿命、延缓衰老的作用。此外还有镇静、催眠、镇痛、降血脂、保肝、调节机体免疫功能等作用。

【功效主治】 有清热、补虚、解毒的作用。主治体虚乏力，虚劳失精，白细胞减少症，高脂血症，病毒性肝炎，慢性胃肠炎，慢性气管炎。绞股蓝具有降血脂、调血压、促眠、消炎解毒、止咳祛痰、降低血黏稠度、保护心肌、镇静、催眠、抗紧张、缓解疲劳、增强记忆力等功效。还有防癌抗癌、提高免疫力、降血糖和改善糖代谢的作用。现多用作滋补强壮药。

【应用指南】 1.绞股蓝杜仲茶：绞股蓝15克，杜仲叶10克。沸水浸泡饮。本方用于高血压病，眩晕头痛，烦热不安，失眠烦躁。

2.柴胡50克，绞股蓝15克，山楂20克，当归10克，酸枣仁15克。煎水服。本方可治疗动脉硬化。

【食用宜忌】常用量15~30克。体寒者、孕妇、小孩不宜用。

调养药膳

1.**绞股蓝交藤饮**：绞股蓝10克，夜交藤15克，麦冬12克。煎水，或沸水浸泡饮。 本方中的绞股蓝益气安神，夜交藤养心安神，麦冬养阴清心。用于气虚、心阴不足，心悸失眠，烦热不宁。

2.**绞股蓝大枣汤**：绞股蓝10克，大枣5枚。洗净后加水，文火煮至大枣熟。绞股蓝与甘润温和、补脾胃、益气血的大枣配合，能发挥很好的抗疲劳、促深睡、提高思维能力及记忆力的作用。

天冬

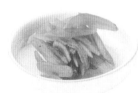

【性味归经】 性寒，味甘、苦。归肺、肾经。

【助眠关键】 天冬含天冬素、甾体皂苷、羊齿皂苷等物质，具有抗菌、抗肿瘤、镇咳、祛痰、平喘、增强免疫力等作用。

【功效主治】 养阴生津，润肺清心。用于肺燥干咳、虚劳咳嗽、津伤口渴、心烦失眠、内热消渴、肠燥便秘、白喉。适用于老年慢性气管炎和肺结核患者，尤其有黏痰难以咳出，久咳而偏于热者，可用天冬润燥化痰和滋补身体。除此之外，可治疗肺痿、肺痈。取天冬凉润能解热。

【应用指南】 1.治疗阴虚发热，如贫血、结核病、病后体弱等之低热，配熟地补血，党参补气。

2.如为热病后期之阴虚兼有肠燥便秘，则配生地、当归、火麻仁等。

3.治疗燥热伤肺、痰中带血等肺热燥咳症，可配麦门冬、生地黄、天花粉等药用。

【食用宜忌】常用量6~12克。虚寒泄泻及风寒咳嗽者，皆忌服。

调养药膳

猪肝瘦肉生津汤：猪肝100克，猪肉（瘦）100克，生地黄30克，天冬15克，鲜菊花10克，陈皮5克，精盐、味精、料酒、胡椒粉、香油、淀粉各适量。猪肝、猪瘦肉洗净切片，用精盐、淀粉少许拌匀，腌渍15分钟；生地黄洗净，切成小片；天冬洗净，去心；鲜菊花洗净，择成花瓣；陈皮洗净，用清水浸软去白备用。 生地黄、天冬、陈皮放入锅内，加入清水适量，用文火煲30分钟，下入猪肉片、猪肝片、菊花瓣再煲30分钟，最后加入精盐、味精、料酒、胡椒粉、香油，调味即成。

麦冬

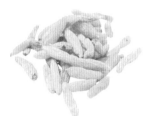

【性味归经】 性微寒，味甘、微苦。归肺、心、胃经。

【助眠关键】 主要含甾体皂苷、β-谷固醇、樟脑、沉香醇等物质，有镇静、增强心肌收缩力、抗菌、增强免疫力等作用。

【功效主治】 滋阴生津，润肺止咳，清心除烦。用于肺燥干咳、虚劳咳嗽、肺结核、津伤口渴、心烦失眠、内热消渴、肠燥便秘等症。麦冬还具有降血糖的作用，可明显降低正常小鼠血糖浓度，并使肝糖原含量明显增加，用于糖尿病的辅助治疗。

【应用指南】 1.用于阴虚有热，心烦失眠，与酸枣仁、生地黄等同用，如天王补心丹。

2.治疗热病心烦不安：麦冬、栀子、竹叶各9克，生地15克，莲子心6克，水煎服。

3.治疗肠燥便秘：麦冬、生地、玄参各12克，水煎服。

【食用宜忌】 常用量10~20克。脾胃虚寒泄泻及外感风寒者，皆忌服。

调养药膳

枸杞麦冬炒蛋丁： 瘦猪肉50克，鸡蛋300克，花生仁（生）30克，枸杞10克，麦冬10克，盐2克，味精1克，豌豆淀粉3克，花生油30毫升。枸杞洗净，在沸水中略焯一下；麦冬洗净，于水中煮熟，剁成碎末；花生米炒脆；猪瘦肉切成丁；鸡蛋打在碗中，加1克盐打匀隔水蒸熟，冷却后切成粒状备用。将锅置旺火上，加花生油，把猪肉丁炒熟；再倒入蛋粒、枸杞、麦冬碎末，炒匀；加1克盐，加水淀粉勾芡，加味精调味，盛入盘中，撒入花生米即可。本品滋补肝肾，强身明目，适用于慢性肝炎、早期肝硬化等。

冬虫夏草

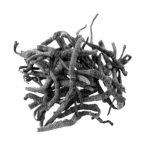

【性味归经】　性温，味甘。归肾、肺经。

【助眠关键】　对中枢神经系统能起镇静作用。冬虫夏草能调节人体内分泌、加速血液的流动，进一步促进体内的新陈代谢活动，并迅速清除乳酸和新陈代谢的产物，使各项血清酶的指标迅速恢复正常，达到迅速恢复机体功能的效果。因此，冬虫夏草是有抗疲劳作用的。

【功效主治】　冬虫夏草具有补虚损、益精气、止咳嗽、补肺肾之功效。主治肺肾两虚、精气不足、阳痿遗精、咳嗽气短、自汗盗汗、腰膝酸软、劳嗽痰血、病后虚弱等症。

【应用指南】　用于久咳虚喘，可单用，或与蛤蚧、人参等同用。

【食用宜忌】　常用量7.5~15克。宜用于病后体虚不复或自汗畏寒者，可与鸡、鸭、猪肉等炖食，有补虚扶弱之效。感冒风寒引起的咳嗽者不适合使用，肺热咳血者不宜用。

调养药膳

1.**虫草汤**：冬虫夏草15~30克，炖肉或炖鸡服用。本方滋阴补血，可治血虚所致的失眠、贫血、阳痿、遗精。

2.**冬虫夏草茶**：冬虫夏草3克，红茶3克。用冬虫夏草的煎煮液150毫升，泡茶饮用，冲饮至味淡。治疗阳痿、遗精、自汗、盗汗、痰饮喘嗽、腰膝酸痛、心烦失眠。

142

灵芝

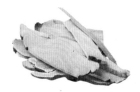

【性味归经】 性平，味甘。归心、脾、肾经。

【助眠关键】 灵芝具有很好的补虚、补气作用，适于气血亏虚所致的失眠。

【功效主治】 灵芝有补气安神、止咳平喘的功效。用于调理眩晕不眠、心悸气短、虚劳咳喘、神疲乏力、冠心病、矽肺、肿瘤等症。

【应用指南】 1.灵芝可与酸枣仁、柏子仁等同用，有养心安神的功效，适用于血不养心而导致的心悸、失眠。

2.灵芝与其他扶正药如党参、黄芪、白术等配伍，对久病或消耗性疾病所致的体虚乏力、心悸、失眠、盗汗等症，有良好的调理效果。

【食用宜忌】 如气血两虚者，可配人参、黄芪、当归、熟地黄等，以增益气补血之效。灵芝在临床应用不良反应少，有少数病人在食用的时候出现头晕、口鼻及咽部干燥、便秘等不良反应，在这种情况下要咨询医师或者停用一段时间，无不良反应再服用。

调养药膳

1.**银耳杜仲灵芝羹**：银耳20克，炙杜仲20克，灵芝10克，冰糖适量。银耳泡发，去蒂，撕成小块备用。将灵芝切片，与杜仲反复水煎3次，滤取药汁合并，放入银耳熬煮至软烂，加冰糖调味即可。早晚温服1小碗。本品可养阴润肺，益胃生津。适宜于中老年脾肾两虚型高血压病患者及临床表现失眠等症。

2.**灵芝三七山楂饮**：灵芝20克，三七5克，山楂汁200毫升。将灵芝切片，与三七一同煎煮40分钟，取汁弃渣，与山楂汁混合即可。每日1剂，早晚饮用。本品可益气活血、通络止痛，适于气虚咳喘、心悸气短、失眠、食欲不振、腹泻者饮用。

人参

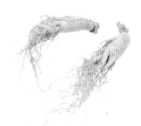

【性味归经】 性微温，味甘、微苦。归脾、肺、心经。

【助眠关键】 人参具有养心安神的作用，适用于调理气血亏虚、心脾气虚、心肾不交等造成的失眠症状。

【功效主治】 大补元气、复脉固脱、补脾益肺、生津安神。用于体虚欲脱、肢冷脉微、脾虚食少、肺虚喘咳、津伤口渴、内热消渴、久病虚羸、惊悸失眠、阳痿宫冷、心力衰竭、心源性休克。人参对高级神经系统兴奋与抑制均有增强作用，能提高大脑功能，调节大脑皮质功能紊乱使其恢复正常，增强记忆力。

【应用指南】 人参与养血安神药物如龙眼肉、酸枣仁等配伍，适于调理气血亏虚而致的心神不安、失眠多梦、惊悸健忘。其中人参能大补元气，人体元气充沛、血养心神，则神安智聪。

【食用宜忌】 常用量3~9克。人参宜与莲子搭配食用，可补气健脾；与鳝鱼搭配，可补益气血。服用人参不宜饮茶和吃萝卜，以免影响药力。人参忌与藜芦、皂荚同用。患有出血性疾病、实证、热证而正气不虚者忌服人参。

调养药膳

人参鸡汤：人参10克，糯米60克，鸡腿1个，大枣5枚，盐适量。糯米洗净，以清水浸泡半小时，沥干。鸡腿剁成块，氽烫沥干放入砂锅，加水煮沸再放入大枣、糯米、人参，炖至肉熟米烂后加盐调味，关火加盖闷5分钟即可食用。本品有大补元气、复脉固脱、补脾益肺、生津止渴、安神益智之功效，适于气血两虚、体虚无力、免疫力差、心悸气短、失眠者食用。

丹参

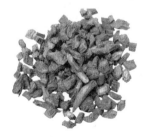

【性味归经】 性微温，味苦。归心、肝经。

【助眠关键】 丹参属于养心安神药，可调理心血不足所致的心悸、失眠症状。

【功效主治】 丹参有活血化瘀、安神宁心、排脓、止痛的功效。主治心绞痛、月经不调、痛经、经闭、血崩带下、血瘀腹痛、骨节疼痛、惊悸不眠、恶疮肿毒。丹参还能扩张外周血管、降低血压，对高血压并发失眠的患者有效。

【应用指南】 1.丹参性寒，能清心凉血，且有养血安神作用，常与酸枣仁、柏子仁、生地黄等配伍，用于调理心血不足所致的心悸、失眠症状。

2.丹参与五味子、花茶等搭配泡茶频饮，有滋阴养血、活血、养心安神等作用，适于调理神经衰弱、心烦、心悸、失眠、盗汗、五心烦热等心肾不交所致的症状。

【食用宜忌】 常用量5~15克。丹参宜与鲫鱼搭配食用，可补益虚损、养血通络；宜与苦瓜搭配食用，可滋阴清热，尤其适于高血压、高脂血症患者。服用丹参后有不良反应者，应减少用量。患有出血性疾病者慎用。

调养药膳

1.**丹参枣仁安神茶**：酸枣仁5克，丹参3克，花茶1克。将酸枣仁、丹参分别洗净，放入砂锅添适量清水煎煮，滤取药汁直接饮用或冲泡花茶饮用。每日睡前饮用此茶。有滋阴养血、清热除烦、安神助眠的功效，尤其适于高血压、冠心病伴有失眠者饮用。

2.**丹参银花茶**：丹参5克，金银花10克，分别用水稍微冲洗一下，一起放入砂锅中，添加适量清水，大火煮沸后转小火继续煎煮，滤取汁液，代茶频频饮用。本品有滋阴清热、凉血活血、散瘀消痈、安神等作用，适于调理肝肾阴虚、心火亢盛、心烦失眠、高血压、乳腺炎等症。本品孕妇禁用。

锁阳

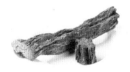

【性味归经】 性温，味甘。归肝、肾、大肠经。

【助眠关键】 锁阳有温补肾阳、补益精血的功效，适于心肾不交或气血亏虚所致的失眠。

【功效主治】 锁阳有补肾阳、益精血、润肠通便的功效。主治阳痿早泄、气弱阴虚、大便燥结、小便频数、淋漓不尽、血尿、腰膝酸软、疲乏无力、畏寒、月经不调、带下、不孕不育、失眠健忘、脱发早白等症。

【应用指南】 1.腰膝痿软，肾虚阳痿：配肉苁蓉、淫羊藿、枸杞等。

2.中药锁阳能补肝肾、益精血、润燥养筋而起痿。用于肝肾不足、精血亏虚所致的腰膝酸软、筋骨无力、行步艰难或下肢瘫痪等，常与熟地黄、虎骨等同用，如虎潜丸。

【食用宜忌】 常用量10~15克。锁阳可补肝肾、益精血、润燥养筋，与熟地黄、虎骨等同用，调理肝肾不足，精血亏虚所致的腰膝酸软、筋骨无力、行步艰难等症。大便溏泄者不宜用。

调养药膳

1.锁阳龙胆茶：锁阳5克，龙胆草3克，寒水石3克，绿茶3克，冰糖适量。将前3味药材放入砂锅中，加入适量清水，以大火煮沸，转小火煎煮，滤取药汁，直接饮用，也可用药汁冲泡绿茶，放入适量冰糖搅匀后饮用。本品可补益脾肾、清热敛酸，适于调理胃痛、胃酸过多、泛酸及不适引起的失眠。

2.锁阳参茶：锁阳5克，党参、山药各3克，覆盆子2克，红茶3克。前4味药水煎取汁，直接饮用或冲泡红茶饮用。本品有补脾益肾的功效，适于脾肾气虚、阳痿、早泄、带下、遗精、遗尿者服用。

黄连

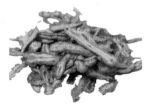

【性味归经】 性寒，味苦。归心、肝、胆、胃、大肠、脾经。

【助眠关键】 黄连可清泻心、肝火，适于调理心火亢盛导致的心烦、失眠、口舌糜烂等症。

【功效主治】 黄连有泻火燥湿、解毒杀虫的功效。主治热邪入心经所致的高热、烦躁、谵妄或热盛迫血妄行之吐衄、湿热胸痞、泄泻、痢疾，心火亢盛所致的心烦失眠，胃热呕吐或消谷善饥，肝火目赤肿痛，以及热毒疮疡、疔毒走黄、牙龈肿痛、口舌生疮、聤耳、阴肿、痔血、湿疹、烫伤等症。

【应用指南】 1.黄连与肉桂心同用，制成蜜丸。空腹，温淡盐水送服。主治心肾不交所致的怔忡、失眠等症。

2.黄连常与阿胶、黄芩等配伍，用于治疗心火亢盛、扰动心神所致的心烦失眠、甚则狂躁不宁者，如黄连阿胶鸡子黄汤。

【食用宜忌】 常用量1~2克。黄连与乌鸡搭配，可缓解更年期症状；与鲢鱼搭配食用，可清热降脂，降低血胆固醇和血液黏稠度。黄连恶菊花、芫花、玄参、白鲜皮、白僵蚕，畏款冬、牛膝，胜乌头。

调养药膳

1.**连心茶**：黄连0.5克，肉桂心3克，茉莉花茶3克。将黄连、肉桂心分别用清水冲洗干净，与茉莉花茶一同放入杯中，加入适量沸水冲泡，加盖闷5分钟后即可饮用，反复冲泡至味淡。本品可交通心肾，适于调理心肾不交所致的怔忡、失眠等症状。

2.**合欢黄连茶**：合欢花5克，黄连1克，桂皮1克，夜交藤2克，花茶1克。将黄连、桂皮、夜交藤等材料分别用清水洗净，一起放入锅中，加入适量清水，大火煮沸，转小火煎煮10~15分钟，取汁弃渣即可饮用。本品有清心安神的作用，适于调理心肾不交所致的怔忡、失眠、多梦、口干等症状。

黄芩

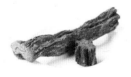

【性味归经】 性寒，味苦。归肺、胆、大肠经。

【助眠关键】 黄芩有清热、泻火的作用，适用于心火亢盛所致的心烦、失眠等症。

【功效主治】 黄芩有清热解毒的功效，可泻实火、除湿热、止血、安胎。主治热毒证。治燥热烦渴、肺热咳嗽、湿热泻痢、黄疸、热淋、吐衄、崩漏、目赤肿痛、胎动不安、痈肿疔疮。

【应用指南】 1.黄芩有清热泻火作用，尤善清肺热。常与栀子、黄连等配伍，用于治疗温热病，壮热烦渴、苔黄脉数等症，如黄连解毒汤。

2.黄芩与竹叶、人参搭配，代茶饮用，有清热除烦、清泻心肝火的功效，适于心火亢盛所致的心烦、失眠、烦躁等症。

【食用宜忌】 常用量3~5克。凡中寒泄泻、中寒腹痛、肝肾虚而少腹痛、血虚腹痛、脾虚泄泻、肾虚溏泻、脾虚水肿、血枯经闭、气虚、肺受寒邪喘咳、血虚胎不安、阴虚淋漓等患者慎用。

调养药膳

1.**黄芩生地竹叶饮**：黄芩9克，生地15克，淡竹叶15克，白糖适量。将黄芩、生地、淡竹叶分别洗净，放入砂锅中，加水煎取汤汁，调入白糖搅拌溶化即可饮用。每日1剂，早晚分2次饮用，或代茶频饮。具有清心泻火、安神助眠的功效。

2.**郁芩茶**：郁金5克，黄芩3克，赤芍3克，枳壳3克，生地3克，花茶3克。将所有药材分别洗净，放入砂锅中，添适量清水煎煮，取汁弃渣即可饮用。本品有清热化瘀、疏肝解郁、止咳化痰等功效。主治湿热郁结胁痛、口苦、烦渴、小便赤灼疼痛、肺癌等症。孕妇忌用。

知母

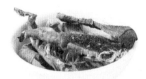

【性味归经】 性寒，味甘苦。归肺、胃、肾经。

【助眠关键】 知母有清热、泻火的作用，适用于心火亢盛或阴虚火旺所致的心烦、失眠、燥热、多汗等症。

【功效主治】 知母有清热泻火、生津润燥的功效。主治温热病、高热烦渴、咳嗽气喘、燥咳、便秘、骨蒸潮热、虚烦不眠、消渴淋浊等症。

【应用指南】 1.知母清热泻火而归肺经，滋阴生津而润肺燥。常与清肺、润燥、化痰止咳的贝母配伍，如二母散，用于肺热咳嗽、发热、痰黄不利，或阴虚肺燥、干咳无痰、口干舌燥者。

2.知母滋阴清热，对阴虚内热者最宜。常与滋阴降火的熟地黄、黄柏配伍，如知柏地黄丸，用于阴虚内热、骨蒸潮热、五心烦热、舌红少苔者。

【食用宜忌】 常用量6~12克。知母性寒而滋腻，易伤脾胃而滑肠，脾胃虚弱及便溏者不宜用，纵有热邪或阴虚者，亦当慎用。

调养药膳

1.**知柏茶**：知母5克，黄柏3克，茉莉花茶3克。将知母、黄柏放入锅中，加入250毫升清水，大火煮沸后转小火煎沸，滤取药汁，用于冲泡茉莉花茶，冲泡好后加盖闷5~10分钟即可。可分次饮用。本品有清热除湿、养阴降火的功效，适于调理热病所致的烦躁、失眠、遗精、赤白带下等症。

2.**百合知母茶**：百合5克，知母2克，花茶1克。将百合、知母分别用清水冲洗干净，放入锅中，加入清水，煮沸，转小火煎煮，滤取汁液，直接饮用或冲泡花茶。本品有清心、安神等功效，适于阴虚内热所致的失眠、心悸、头晕、手足出汗等症。

栀子

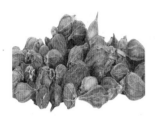

【性味归经】 性寒，味苦。归心、肝、肺、胃、三焦经。

【助眠关键】 栀子有镇静、降压、缓解疲劳、抗惊厥作用，可用于调理热病或阴虚所致的失眠，不仅能促进睡眠，还可减轻失眠造成的疲劳感。

【功效主治】 栀子有清热、泻火、凉血的功效。主治热病虚烦不眠、黄疸、淋病、消渴、目赤、咽痛、吐血、衄血、血痢、尿血、热毒疮疡、扭伤肿痛等症。

【应用指南】 1.栀子能泻心、肺、胃经之火，有除心烦之功。常与淡豆豉配伍，以增强清热除烦的效果，如栀子豉汤，用于治疗热扰胸膈之心烦失眠、躁扰不宁、郁闷。

2.栀子与莲子心、甘草配伍，有清心泻火、交通心肾的功效。用于热入心包、神昏谵语、心肾不交、失眠遗精、血热吐血等症。还具有强心、降压、降脂的作用。

【食用宜忌】 常用量6~10克。栀子可有过敏反应，大剂量可致中毒。脾胃虚寒、便溏食少者忌用。清热宜生用，凉血宜炒用，止血宜炒炭用。

调养药膳

1.**栀子香附粥**：香附6克，栀子10克，大米100克。先把香附、栀子放入锅中，加入适量清水，煎煮后去渣取汁，用药汁与大米一起煮粥，早晚分服。本品有疏肝理气、清热泻火的功效。适于肝气不舒、忧郁烦闷、心悸、失眠者食用。

2.**干烧冬笋**：冬笋300克，枸杞、麦冬各10克，鲜菊花5克，栀子2克，卤汁适量。枸杞洗净备用。冬笋洗净切块，入油锅，炸成金黄色后，捞出沥干油。另起锅，放入冬笋、清汤、麦冬、鲜菊花、栀子、枸杞，调入卤汁，熬至汤汁收干，即可装盘食用。本品可清肝泻火、滋阴化痰。

麦芽

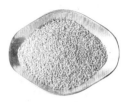

【性味归经】 性微温，味甘。归脾、胃、肝经。

【助眠关键】 麦芽有缓和的疏肝解郁作用，对肝郁气滞或肝胃不和所致的睡卧不宁、失眠有调理作用。

【功效主治】 麦芽有消食、和中、下气的功效。主治食积不消、脘腹胀满、食欲不振、呕吐泄泻、乳胀不消。

【应用指南】 1.麦芽常与香橼、佛手等配伍，以增其疏肝和胃之效。用于肝郁气滞所致的胸胁胀闷、嗳气少食、难以入眠等症。

2.生麦芽搭配青皮水煎代茶饮用，有疏肝解郁、理气止痛的功效。适于调理肝气郁结所致的失眠、多梦等症状。

【食用宜忌】 常用量10~15克，水煎服，大剂量30~120克。麦芽宜与山楂、神曲等同用，可消食健胃，用于饮食积滞，尤其是消化米面诸果积滞；麦芽宜与白术、陈皮等同用，适于脾胃虚弱、食后饱胀者。哺乳期妇女不宜使用。

调养药膳

1.**健脾饮**：生麦芽15克，橘皮10克，荷叶15克，炒山楂3克，白糖适量。橘皮、荷叶洗净浸软切丝，和山楂、麦芽一起放入锅中，加水500毫升煎煮30分钟，取汁去渣，加入白糖搅拌溶化即可。每日1剂，代茶饮用。本品有健脾导滞、升清降浊的功效，适于调理食积不消、脘腹胀满造成的不适及难以入眠。

2.**麦芽山楂饮**：炒麦芽10克，炒山楂6克，红糖适量。麦芽、山楂用清水稍微冲洗一下，一起放入锅中，加水，煮沸，煎煮，取汁弃渣，加入红糖搅拌均匀即可饮用。本品有化积导滞的作用，适于因食积停滞胃脘而引起的睡卧不宁等症。

五味子

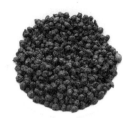

【性味归经】 性温，味酸。归肺、肾、心经。

【助眠关键】 五味子有很好的滋补、强身作用，属养心安神药，对血虚阴亏、心脾两虚、心肾不交等造成的失眠有调理效果。

【功效主治】 五味子有敛肺、滋肾、生津、收汗、涩精的功效。主治肺虚喘咳、口干口渴、自汗盗汗、劳伤羸瘦、梦遗滑精、久泻久痢。还可调节神经系统兴奋性，对神经衰弱、疲乏、汗出过多而致血气耗散、体倦神疲、脑力劳动能力降低、记忆力和注意力减退者有一定效果。

【应用指南】 1.五味子与杜仲搭配，泡茶饮用，可补益肝肾，对调理肝肾亏虚所致的腰膝无力、疲乏、失眠、健忘等症状有效。

2.五味子上能益心气、安心神，下可滋肾水，与麦门冬、酸枣仁等配伍，用于心肾亏虚所致的虚烦心悸、失眠多梦。

【食用宜忌】 常用量2~6克。五味子与蜂蜜制膏服用，有补肾涩精、收敛止泻的功效，用于肾虚梦遗；与麻黄根、牡蛎等同用，用于阴虚盗汗或阳虚自汗。表邪未解、内有实热、咳嗽初起、麻疹初发均不宜用五味子。

调养药膳

1.**五味子茶**：菟丝子5克，五味子3克，红茶3克。将菟丝子、五味子洗净，水煎取汁，用药汁冲泡红茶饮用。本品可滋补肝肾，对于肝肾不足所致腰膝酸痛、头晕眼花、遗精、遗尿、失眠健忘等症有调理效果。

2.**参麦茶**：五味子5克，人参3克，麦冬3克，花茶3克，冰糖适量。将五味子、人参、麦冬洗净，放入砂锅加水煎煮，取汁弃渣，用药汁冲泡花茶，加少许冰糖调味即可饮用。本品可滋阴养血，对热伤元气所致的肢体倦怠、气短懒言、口干作渴、汗出不止、失眠等症有调理作用。

刺五加

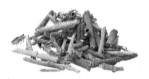

【性味归经】 味甘、微苦，性温。归脾、肺、心、肾经。

【助眠关键】 刺五加可滋补、强身，属养心安神药，对血虚阴亏、心脾两虚、心肾不交等造成的失眠有调理效果。

【功效主治】 刺五加有益气健脾、补肾安神的功效。主治肾虚体弱、腰膝酸软、小儿行迟、脾虚乏力、气虚浮肿、食欲不振、失眠多梦、健忘、胸痹疼痛、风寒湿痹、跌打肿痛等症。

【应用指南】 1.刺五加能补心脾之气，并益气以养血，安神益智。治心脾两虚，心神失养之失眠、健忘，可与制首乌、酸枣仁、远志、石菖蒲等养心、安神之品配伍。

2.刺五加单用，或与杜仲、桑寄生等药同用，能温助阳气、强健筋骨。治疗肾阳不足、失眠、疲乏、腰膝酸痛、阳痿、小儿行迟等症。

【食用宜忌】 常用量9~27克。刺五加宜配伍太子参，能补脾气、益肺气，治疗脾肺气虚、体倦乏力、食欲不振、久咳虚喘；宜与五味子同用，可滋补强身；宜与酸枣仁同用，可安神助眠，适用于神经衰弱。

调养药膳

1.**刺五加茶**：刺五加15克，五味子6克。将刺五加、五味子洗净，放入茶杯内用沸水冲泡，加盖闷15分钟。随冲随饮，每日1剂。可补肾强志、养心安神。适用于腰膝酸痛、失眠健忘等症。刺五加与五味子中的多种有效成分，可抗衰老、抗疲劳，增强体力及智力，提高工作效率，并具有调节神经系统功用。

2.**刺五加叶蛋汤**：嫩刺五加叶150克，鸡蛋2个，盐、味精、葱花、香油各适量。鸡蛋打入碗中，搅散成蛋液，嫩刺五加叶洗净。锅内注水煮沸，放刺五加叶、蛋液煮汤，加盐、味精、葱花调味，淋香油即可。适于体虚、肿痛、咽痛等病症。

三七

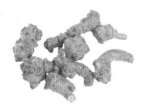

【性味归经】 性温，味甘、微苦。归肝、胃经。

【助眠关键】 三七可增强学习和记忆能力。其地上部分对中枢神经有抑制作用，表现为镇静、安定与改善睡眠等功用。三七地下部分能兴奋中枢神经，提高智力和体力。

【功效主治】 三七有止血、散瘀、消肿、定痛的功效。主治吐血、咳血、衄血、便血、血痢、崩漏症瘕，产后血晕、恶露不下、跌扑瘀血、外伤出血、痈肿疼痛。三七具有活血化瘀、去瘀生新、补血的独特疗效，能促进各类血细胞分裂生长、增加数目。还可以改善心脏功能，增加冠脉血流量，对心肌缺血、冠心病、心绞痛等有一定疗效。

【应用指南】 1.三七与鸡或猪肉一同炖食，有较好的滋补强壮、益气养血功效，尤其适合产后或久病体虚者食用。

2.三七与人参（或党参）、酸枣仁、鸡一同炖食，可益气活血、补髓填精、安神助眠。适于神经衰弱、失眠、健忘、头痛、疲劳者食用。

【食用宜忌】 常用量6~10克。三七宜与鸡肉、猪肉等搭配食用，可补血活血。大剂量三七粉（35克）可能出现毒热上攻、肺失肃降的中毒反应。

调养药膳

1.**三七沉香茶**：三七5克，沉香1克，花茶3克。将三七与沉香用水煎煮，取汁泡茶饮用。有降气、活血止痛、降血压、强心等功效，适于冠心病、心绞痛、高血压兼有气滞血瘀、夜不能寐者。

2.**三七丹参茶**：三七5克，丹参3克，花茶3克。将三七与丹参分别用清水稍微冲洗一下，一起放入锅中，加入适量清水，以大火煮沸，转效果煎煮，滤取汁液，冲泡花茶饮用。本品有活血化瘀、止痛的功效，适用于冠心病、心绞痛、胁肋刺痛、睡眠不安者饮用。

天麻

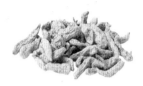

【性味归经】 性平，味甘。归肝经。

【助眠关键】 天麻可平肝熄风，适用于肝阳上亢所致的失眠、头痛。

【功效主治】 天麻有息风、定惊的功效。主治眩晕、头风头痛、肢体麻木、半身不遂、语言謇涩、小儿惊痫动风。天麻既息肝风，又平肝阳，为止眩晕头痛之良药。不论虚证实证，随不同配伍皆可应用，且功效显著。

【应用指南】 1.天麻与川芎、茯苓、鲤鱼一同蒸食，可平肝宁神、活血止痛，适于肝阳上亢所致头痛、失眠。

2.天麻与鸡一同炖食，适宜于调理高血压引起的眩晕头痛、神经性头痛、肢体麻木、神经衰弱所致头昏、头痛、失眠等症。

【食用宜忌】 常用量3~10克，水煎服。天麻与半夏、白术、茯苓等同用，如半夏白术天麻汤，可治疗风痰上扰所致的眩晕、头痛；天麻与钩藤、石决明、牛膝等同用，如天麻钩藤饮，可治疗肝阳上亢导致的眩晕、头痛。研末冲服，每次1~1.5克。津液衰少、血虚、阴虚等均慎用天麻。天麻不可与御风草根同用。

调养药膳

天麻炖鸡：嫩母鸡1只，天麻5克，水发香菇50克，鸡汤500毫升，料酒、葱、姜、味精、糖、盐各适量。天麻洗净切薄片，蒸软；鸡洗净斩块，余烫沥干。将葱、姜用油煸出香味，加入鸡汤和香菇、料酒、味精、糖、盐，再倒入鸡块焖煮30分钟，加入天麻再炖5分钟即可。适于因高血压引起的眩晕头痛、神经性头痛、肢体麻木、神经衰弱所致头昏、头痛、失眠等症。

半夏

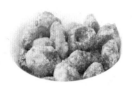

【性味归经】 性温，味辛。归脾、胃、肺经。

【助眠关键】 制半夏可化痰、降逆、止呕，适用于调理痰涎郁阻所致的反胃、咳喘痰多、胸膈胀满及不适引起的失眠。

【功效主治】 半夏可燥湿化痰、降逆止呕、消痞散结。主治湿痰冷饮、呕吐、反胃、咳喘痰多、胸膈胀满、痰厥头痛、头晕不眠。生半夏可外用痈肿痰核，但毒性较大，内服多为制半夏。

【应用指南】 1.制半夏可与黄芩、干姜、人参等配伍，以寒热互用，如半夏泻心汤。具有辛散消痞、化痰散结之效，故可用治胸脘痞闷，即胸部和胃脘部堵塞不舒、痞硬胀闷、或伴有呕吐感。

2.制半夏与百合、欢花、茯苓同用，适于调理气郁痰结，胃气不和所致的神志恍惚、心悸、心烦、食欲不振等症。

【食用宜忌】 常用量5~10克，水煎服。生半夏毒性较大，一般常用制半夏。半夏反乌头。阴虚燥咳、血证等，当忌用或慎用半夏。

调养药膳

1.麦冬半夏茶：麦冬5克，制半夏3克，人参3克，甘草3克，绿茶5克。将麦冬、半夏、人参、甘草分别洗净，放入砂锅中添水煎汁，滤取药汁冲泡茶叶，即可饮用。本品可养阴益气，适用于火逆上气，咽喉不利，并缓解因不适所致的失眠。

2.橘红半夏茶：橘红5克，制半夏3克，乌梅1枚，生姜3克，甘草3克，乌龙茶5克。橘红、半夏、乌梅、生姜放入锅中，加水煎煮取汁，冲泡甘草、乌龙茶饮用。也可直接沸水冲饮。本品具有燥湿化痰、理气和中的功效，适用于恶心呕吐、头眩、失眠等症及老年性慢性支气管炎、肺气肿。

罗布麻

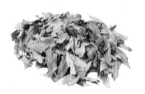

【性味归经】 性凉，味甘、苦。归肝经。

【助眠关键】 罗布麻适于调理高血压等引起的失眠、头痛、头晕等症状。

【功效主治】 罗布麻有平抑肝阳、清热、利尿、镇静、强心、降压的作用；主治高血压、眩晕、头痛、心悸、失眠、水肿等症，还可降血脂、软化血管，对预防及辅助治疗心脑血管疾病、糖尿病等都有一定效果。此外，罗布麻叶煎剂有降压作用；罗布麻根煎剂有强心作用；罗布麻叶浸膏有镇静、抗惊厥作用，并有较强的利尿、降低血脂、调节免疫、抗衰老、及抑制流感病毒等作用。

【应用指南】 1.罗布麻与玉竹搭配，每日3次，水煎代茶饮用，可治疗高血压所致的失眠、头痛等症状。

2.罗布麻与钩藤、大枣一同与水煎服，可以治疗高血压所致的失眠、头痛等症状。

【食用宜忌】 常用量6~10克，煎汤或泡茶饮用。不良反应有恶心、呕吐、腹泻、上腹不适，也可出现心动过缓和期前收缩。

调养药膳

1.**罗布麻茶**：罗布麻9克，用清水冲洗干净后放入杯中，用沸水冲泡，加盖闷5~10分钟，频频代茶饮用即可。可清热平肝、利水降压，适于高血压、头痛、眩晕、烦躁失眠等症。

2.**罗布麻降压茶**：罗布麻叶6克，山楂15克，五味子5克，冰糖适量（肥胖或糖尿病者可不放糖）。将上述材料一同放入茶壶中，加入适量沸水冲泡，冲泡好后加稍微闷一下，可频频代茶饮用。本品具有清热平肝、活血化瘀、降血压、降血脂、健胃消食的功效，非常适用于高血压、脂血症引起的失眠及各种不适。

淡豆豉

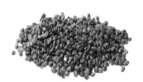

【性味归经】 性寒（用青蒿、桑叶发酵）味辛、甘、微苦，或性微温（用麻黄、苏叶发酵）味辛。归肺、胃经。

【助眠关键】 淡豆豉可解表，用于治疗热病所致的心情烦乱、不能入睡。

【功效主治】 解表除烦、宣郁解毒。主治伤寒热病、寒热、头痛、烦躁、胸闷。其发汗之力平稳，有发汗不伤阴之说。

【应用指南】 1.淡豆豉配栀子，方如栀子豆豉汤，其中淡豆豉解表、栀子清里热，都有解烦作用。用于治疗热病后虚烦不眠，即因发热和病后新陈代谢变化等因素刺激神经系统，致心情烦乱，不能入睡。

2.淡豆豉与荆芥、金银花等配伍，可用于外感风热初起，发热、头痛、失眠等症。

【食用宜忌】 常用量10~15克。淡豆豉常与葱白配伍，既能发散表邪，又能宣散郁热，用于外感风寒之证。淡豆豉有退乳作用，哺乳期妇女不宜用。淡豆豉不能与抗生素合用。

调养药膳

1.淡豆豉蒸鲫鱼： 鲫鱼200克，淡豆豉30克，白糖30克，葱、料酒各适量。将鲫鱼整理干净放入蒸盘内，在鲫鱼上洒上淡豆豉、料酒、白糖、葱丝。将鱼放入蒸锅，大火蒸20分钟即成。本品可清热解毒、利湿消肿，适于外感伤寒以及热病、寒热所致的头痛、烦躁、胸闷、失眠等症。

2.大青甘草茶： 大青叶5克，甘草3克，淡豆豉3克，茉莉花茶3克。将大青叶、甘草、淡豆豉、茉莉花一同放入壶中，加沸水冲泡5~10分钟即可饮用，反复冲泡至味淡。本品有清热解表、生津解渴等功效，适于头痛、失眠、心烦口渴等症。

龙骨

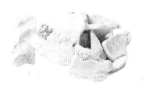

【性味归经】 性平，味甘、涩。归心、肝、肾经。

【助眠关键】 龙骨属于重镇安神药，可治疗肝阳上亢所致的高血压、神经衰弱、失眠、头晕、烦躁等症状。

【功效主治】 龙骨具有镇惊安神、敛汗固精、止血涩肠、生肌敛疮的功效。主治惊痫癫狂、怔忡健忘、失眠多梦、自汗盗汗、遗精淋浊、吐衄便血、崩漏带下、泻痢脱肛、溃疡久不收口等症。

【应用指南】 1.龙骨常配牡蛎、钩藤、牛膝、代赭石，方如平肝熄风汤。治疗肝肾阴虚所致肝阳上亢，表现为烦躁、失眠、头晕、目眩等症状，可见于阴虚阳亢型的高血压病和神经衰弱。

2.龙骨重镇安神、平肝潜阳、收敛固涩；龟板益肾阴、通任脉、滋阴潜阳、补血止血。二者搭配使用，可滋阴潜阳、重镇安神、交通心肾。主治惊悸癫狂，肝肾不足，阴虚阳亢，崩漏带下，遗精泄泻，心烦失眠等症。

【食用宜忌】 常用量15~30克，宜先煎。龙骨宜与远志、酸枣仁配伍，用于治疗心悸失眠等症。非滑脱不禁而有湿热积滞者不宜用龙骨。

调养药膳

1.龙骨锁阳茶：锁阳5克，龙骨5克，苁蓉3克，桑螵蛸3克，茯苓3克，红茶3克。龙骨放入锅中，加水煎煮30分钟，再放入锁阳、茯苓等其他药材一同煎煮。取汁弃渣，直接饮用或用药汁冲泡红茶饮用。本品可益肾补虚，适用于肝肾亏虚所致的腰膝无力、虚烦失眠、遗精、阳痿、遗尿、带下等症。

2.龙骨山茱萸粥：龙骨30克，牡蛎30克，山茱萸10克，大米100克。将龙骨、牡蛎打碎，煎煮30~40分钟，再加山茱萸煎半小时，滤取药汁。再按此法提取2次药汁，把3次药汁合在一起，加入大米煮粥。本品有补肾、增强体质的功效。

海马

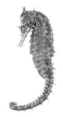

【性味归经】 性温，味甘。归肝、肾经。

【助眠关键】 海马具有温肾壮阳的功效，可促进人体新陈代谢、促进血液运行及对心和神经系统的濡养，可调理体虚、神经衰弱失眠及夜尿频多造成的睡眠质量差。

【功效主治】 海马具有补肾壮阳、温通血脉、镇静安神、散结消肿、舒筋活络、止咳平喘的功能，主治肾虚、阳痿、遗尿、跌打损伤、创伤出血等症。此外，海马还具有强身健体、消炎止痛的功能，可以有效地治疗神经系统疾病。海马含有大量的镁和钙，其次为锌、铁、锶、锰等成分，具有兴奋强壮作用。不仅能催进性欲，治阳痿不举，女子冷宫不孕，且对老人及衰弱者有振奋精神的功效。对于妇女临产阵缩弱者，有增强阵缩而催生之效。

【应用指南】 1.海马与菟丝子、枸杞子、巴戟天、肉苁蓉等配伍，以增温肾壮阳的效果，适于神疲衰惫、阳痿不育、宫冷不孕、腰膝酸软者。

2.海马与枸杞、鱼鳔胶、大枣同用，适于肾阳虚弱、夜尿频多、失眠者。

【食用宜忌】 常用量3~9克，煎汤用。孕妇、阴虚阳亢者、高血压者禁服。

调养药膳

海马鸡汤： 公鸡1只，海马10克，盐、料酒、葱段、姜片、清汤、味精、鸡精各适量。海马用温水冲洗干净，备用。公鸡处理干净，放入开水中煮约5分钟，取出剔骨取肉，连皮切成长方条。将鸡肉码入蒸碗里，放上海马、葱段、姜片、料酒、清汤及盐、味精等调味料，隔水大火蒸1~2小时，熟后拣去葱、姜，加少许鸡精调味即可。本品可补肾壮阳，适于肾虚所致的肢寒畏冷、失眠、面色不华、腰膝酸软、小便频数、性欲下降、阳痿早泄、带下清稀等症状。

玫瑰花

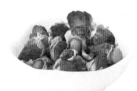

【性味归经】 性温，味甘。归脾、肝经。

【助眠关键】 玫瑰花具有理气活血的作用，可用于调理肝气不舒、气血瘀滞、心烦失眠。适于轻度失眠人群。

【功效主治】 玫瑰花有理气解郁、养血活血、散瘀调经的功效。主治肝气郁结所致胸膈满闷、脘胁胀痛、乳房作胀、月经不调、新久风痹、吐血咯血等症。玫瑰花还可治肝郁胁痛、胃脘痛。不论胃神经官能症或慢性胃炎、慢性肝炎，若有胃部或胁部闷痛、发胀，可用玫瑰花配香附、川楝子等；兼有泄泻者亦可用玫瑰花。

【应用指南】 玫瑰花与绿萼梅搭配使用，有很好的疏肝解郁、理气和胃效果。玫瑰花味甘，有补益、和血之长，而绿萼梅疏肝解郁效果更好。可调理肝气不舒引起的情绪不佳、两胁及乳房胀痛、月经不调、心烦失眠、色斑等多种症状。

【食用宜忌】 玫瑰花宜与薰衣草搭配，可改善情绪、安神助眠；宜与麦冬、山楂搭配，可理气解郁、滋阴清热，调理燥热、心烦、失眠症状；宜与枸杞搭配，可滋阴养血、调经。有花粉过敏史的人和孕妇不宜食用玫瑰花。

调养药膳

1.玫瑰花粥： 玫瑰花15克，大米100克。玫瑰花剥取花瓣备用。入米洗净、稍浸泡，放入沸水锅中煮成粥。待粥熟时撒入玫瑰花瓣，搅拌均匀，稍煮一会即可。此粥可疏肝理气、调节情绪、改善睡眠质量，对两胁胀痛、经前乳房胀痛、月经不调、心烦失眠等有一定的调理效果。

2.玫瑰蜜茶： 玫瑰花6朵，红茶1小包，柠檬1片，蜂蜜适量。将红茶包与玫瑰放入茶壶中，倒入适量沸水冲泡，加盖闷5~10分钟。放入蜂蜜和柠檬片，搅拌均匀即可饮用。本品可活血养血、促进气血循环、养颜美容、消除疲劳、保护肝脏及胃肠的功能。

治疗失眠
常用中成药

中成药是以中草药为原料，经加工制成各种不同剂型的中药制品，包括丸、散、膏、丹各种剂型。中成药也能有效调治失眠。

解郁安神颗粒

【主要成分】柴胡、郁金、栀子（炒）、胆南星、茯苓、石菖蒲、远志（制）、百合、酸枣仁（炒）、龙齿、浮小麦、甘草（炙）。

【功能主治】疏肝解郁，安神定志。用于情志不畅、肝郁气滞所致的失眠、心烦、焦虑、健忘；更年期综合征见上述证候者。

【规格】每袋重5克。

【用法用量】开水冲服。每次5克，每日2次。

【注意事项】1.少吃生冷及油腻难消化的食品。2.火郁症者不适用。3.有高血压、心脏病、糖尿病、肝病、肾病等慢性病严重者应在医师指导下服用。

【用药禁忌】孕妇、哺乳期妇女禁用。

加味逍遥丸

【主要成分】柴胡、当归、白芍、白术（麸炒）、茯苓、甘草、牡丹皮、栀子（姜炙）、薄荷。辅料为生姜。

【功能主治】疏肝清热，健脾养血。用于肝郁血虚，肝脾不和，两胁胀痛，头晕目眩，倦怠食少，月经不调，脐腹胀痛。

【规格】每袋重6克（100粒）。

【用法用量】口服。每次6克，每日2次。

【注意事项】1.儿童、年老体弱、孕妇、哺乳期妇女及月经量多者应在医师指导下服用。2.对本品过敏者禁用，过敏体质者慎用。

【用药禁忌】尚不明确。

安神补心丸

【主要成分】丹参、五味子（蒸）、石菖蒲、安神膏［含朱砂、全蝎、人参、白茯苓、天麻、附子（炮）、川芎、乳香、麝香、坯子］。

【功能主治】养心安神。用于心血不足、虚火内扰所致的心悸失眠、头晕耳鸣。

【规格】每15丸重2克。

【用法用量】口服。1次15丸，1日3次。

【注意事项】1.忌烟、酒及辛辣、油腻食物。2.服药期间要保持情绪乐观，切忌生气恼怒。3.感冒发热病人不宜服用。4.有高血压、心脏病、肝病、糖尿病、肾病等慢性病严重者应在医师指导下服用。5.儿童、孕妇、哺乳期妇女、年老体弱者应在医师指导下服用。

【用药禁忌】尚不明确。

牛黄清心丸

【主要成分】人工牛黄、羚羊角、人工麝香、人参、白术（麸炒）、当归、白芍、柴胡、干姜、阿胶、桔梗、水牛角浓缩粉等27味。

【功能主治】益气养血，镇静安神。用于气血不足，痰热上扰引起：胸中郁热，惊悸虚烦，头目眩晕，中风不语，口眼歪斜，半身不遂，言语不清，神志昏迷，痰涎壅盛。

【规格】每丸重3克。

【用法用量】口服。每次1~2丸，每日2次；小儿酌减。

【注意事项】1.孕妇慎用。2.孕妇及哺乳期妇女、儿童、老年人使用本品应遵医嘱。3.运动员慎用。4.过敏体质者慎用。5.儿童必须在成人的监护下使用。6.如正在服用其他药品，使用本品前请咨询医师。

【用药禁忌】尚不明确。

活力苏口服液

【主要成分】制何首乌、淫羊藿、黄精（制）、枸杞子、黄芪、丹参。

【功能主治】益气补血，滋养肝肾。用于年老体弱，精神萎靡，失眠健忘，眼花耳聋，脱发或头发早白属气血不足、肝肾亏虚者。

【规格】每支装10毫升。

【用法用量】口服。每次10毫升，每日1次；睡前服，连服3个月为1疗程。

【注意事项】1.忌油腻食物。2.外感或实热内盛者不宜服用。3.本品宜睡前服用。4.按照用法用量服用，孕妇、高血压、糖尿病患者应在医师指导下服用。5.服药2周或服药期间症状未明显改善，或症状加重者，应立即停药并到医院就诊。6.对本品过敏者禁用，过敏体质者慎用。7.本品性状发生改变时禁止使用。8.请将本品放在儿童不能接触的地方。

【用药禁忌】尚不明确。

同仁人参归脾丸

【主要成分】人参、白术（麸炒），茯苓，甘草（蜜炙）。黄芪（蜜炙）、当归、木香、远志（去心甘草炙）、龙眼肉、酸枣仁（炒）。辅料为赋形剂蜂蜜。

【功能主治】益气补血，健脾养心。用于气血不足，心悸，失眠，食少乏力，面色萎黄，月经量少，色淡。

【规格】每丸重9克。

【用法用量】口服。每次1丸，每日2次。

【注意事项】1.不宜和感冒类药同时服用。2.不宜喝茶和吃萝卜，以免影响药效。3.服本药时不宜同时服用藜芦、五灵脂、皂荚或其制剂。4.高血压患者或正在接受其他药物治疗者应在医师指导下服用。

【用药禁忌】身体壮实不虚者忌服。

七叶安神片

【**主要成分**】三七叶总皂苷

【**功能主治**】益气安神，活血止痛。用于心气不足、心血瘀阻所致的心悸、失眠、胸痛、胸闷。

【**规格**】每片0.23克（含三七叶总皂苷50毫克）。

【**用法用量**】口服。每次50~100毫克（1~2片），每日3次；饭后服或遵医嘱。

【**注意事项**】1.忌烟、酒及辛辣、油腻食物。2.服药期间要保持情绪乐观，切忌生气恼怒。3.感冒发热病人不宜服用。4.有高血压、心脏病、肝病、糖尿病、肾病等慢性病严重者应在医师指导下服用。5.儿童、孕妇、哺乳期妇女、年老体弱者应在医师指导下服用。6.服药7天症状无缓解，应去医院就诊。7.对本品过敏者禁用，过敏体质者慎用。

【**用药禁忌**】尚不明确。

安神补脑液

【**主要成分**】鹿茸、制何首乌、淫羊藿、干姜、甘草、大枣、维生素B_1。辅料为苯甲酸、苯甲酸钠、蔗糖、羟苯乙酯。

【**功能主治**】生精补髓，益气养血，强脑安神。用于肾精不足、气血两亏所致的头晕、乏力、健忘、失眠；神经衰弱症见上述证候者。

【**规格**】每支装10毫升。

【**用法用量**】口服。每次1支，每日2次。

【**注意事项**】1.忌烟、酒及辛辣、油腻食物。2.服药期间要保持情绪乐观，切忌生气恼怒。3.感冒发热病人不宜服用。4.有高血压、心脏病、肝病、糖尿病、肾病等慢性病严重者应在医师指导下服用。5.儿童、孕妇、哺乳期妇女、年老体弱者应在医师指导下服用。

【**用药禁忌**】尚不明确。

脑乐静（糖浆）

【主要成分】甘草浸膏、大枣、小麦。

【功能主治】养心安神。用于心神失养所致的精神忧郁、易惊不寐、烦躁。

【规格】每瓶100毫升。

【用法用量】口服。每次30毫升，每日3次。7岁以上儿童服1/2量，3~7岁服1/3量。

【注意事项】1.忌生冷及油腻难消化的食物。2.服药期间要保持情绪乐观，切忌生气恼怒。3.糖尿病患者及有高血压、心脏病、肝病、肾病等慢性病严重者应在医师指导下服用。4.儿童、孕妇、哺乳期妇女、年老体弱者应在医师指导下服用。5.服药3天症状无缓解，应去医院就诊。6.对本品过敏者禁用，过敏体质者慎用。7.本品性状发生改变时禁止使用。

【用药禁忌】本品含蔗糖，糖尿病患者不宜服用。

养血安神丸

【主要成分】首乌藤、鸡血藤、熟地黄、生地黄、合欢皮、墨旱莲、仙鹤草。

【功能主治】滋阴养血，宁心安神。用于阴虚血少心悸、头晕、失眠多梦，手足心热。

【规格】每100粒重12克。

【用法用量】口服。每次6克，每日3次。

【注意事项】1.脾胃虚弱者宜在饭后服用，以减轻药物对肠胃的刺激。2.服药2周内症状未改善，应向医师咨询。3.按照用法用量服用，小儿应在医师指导下服用。4.对本品过敏者禁用，过敏体质者慎用。5.本品性状发生改变时禁止使用。6.儿童必须在成人监护下使用。7.请将本品放在儿童不能接触的地方。8.如正在使用其他药品，使用本品前请咨询医师或药师。

【用药禁忌】脾胃虚寒，大便溏者忌服。

枣仁安神颗粒

【主要成分】酸枣仁（炒）、丹参、五味子（醋炙）。辅料为糊精。

【功能主治】补心安神。用于失眠、头晕，健忘。

【规格】每袋装5克。

【用法用量】开水冲服。每次5克，每日1次，临睡前服。

【注意事项】1.孕妇慎用。2.由于消化不良所导致的睡眠差者忌用。3.按照用法用量服用，糖尿病患者、小儿应在医师指导下服用。4.服药2周症状未缓解，应去医院就诊。5.对该药品过敏者禁用，过敏体质者慎用。6.药品性状发生改变时禁止服用。7.儿童必须在成人的监护下使用。8.请将此药品放在儿童不能接触的地方。9.如正在服用其他药品，使用本品前请咨询医师或药师。

【用药禁忌】尚不明确。

六味地黄丸

【主要成分】熟地黄、酒萸肉、牡丹皮、山药、茯苓、泽泻。

【功能主治】用于肾阴亏损，头晕耳鸣，腰膝酸软，骨蒸潮热，盗汗遗精。

【规格】每丸重9克。

【用法用量】口服。大蜜丸每次1丸，每日2次。

【注意事项】1.忌不易消化食物。2.感冒发热病人不宜服用。3.有高血压、心脏病、肝病、糖尿病、肾病等慢性病严重者应在医师指导下服用。4.儿童、孕妇、哺乳期妇女应在医师指导下服用。5.服药4周症状无缓解，应去医院就诊。6.对本品过敏者禁用，过敏体质者慎用。7.本品性状发生改变时禁止使用。8.儿童必须在成人监护下使用。9.请将本品放在儿童不能接触的地方。10.如正在使用其他药品，使用本品前请咨询医师或药师。

【用药禁忌】尚不明确。

知柏地黄丸

【主要成分】知母、黄柏、熟地黄、山茱萸（制）、牡丹皮、山药、茯苓、泽泻。辅料为蜂蜜。

【功能主治】滋阴降火。用于阴虚火旺，潮热盗汗，口干咽痛，耳鸣遗精，小便短赤。

【规格】每丸重9克。

【用法用量】口服。大蜜丸每次1丸，每日2次。

【注意事项】1.忌不易消化食物。2.感冒发热病人不宜服用。3.有高血压、心脏病、肝病、糖尿病、肾病等慢性病严重者应在医师指导下服用。4.儿童、孕妇、哺乳期妇女应在医师指导下服用。5.服药4周症状无缓解，应去医院就诊。6.对本品过敏者禁用，过敏体质者慎用。

【用药禁忌】尚不明确。

复方五味子糖浆

【主要成分】本品为复方制剂，每毫升含五味子30毫克、液状甘油磷酸钠10毫克、液状甘油磷酸钾6毫克、甘油磷酸铁3毫克、维生素B$_{11}$毫克、氯化钴0.05毫克。

【功能主治】用于改善神经衰弱所致头晕、头痛、乏力、心悸以及失眠等症状。

【规格】每瓶100毫升。

【用法用量】口服。成人每次10~15毫升，每日2次。

【注意事项】1.孕妇慎用。2.对本品过敏者禁用，过敏体质者慎用。3.本品性状发生改变时禁止使用。4.请将本品放在儿童不能接触的地方。5.如正在使用其他药品，使用本品前请咨询医师或药师。

【用药禁忌】尚不明确。

朱砂安神丸

【**主要成分**】朱砂、黄连、当归、生地黄、炙甘草。

【**功能主治**】清心养血，镇惊安神。用于胸中烦热，心神不宁，失眠多梦。

【**规格**】每丸重9克。

【**用法用量**】口服。大蜜丸每次1丸，小蜜丸每次9克，水蜜丸每次6克，每日2次，温开水送服。

【**注意事项**】1.心气不足，心神不安者勿用。2.忌食辛辣油腻及有刺激性食物、烟酒。3.因消化不良、胃脘嘈杂而怔忡不安，不眠等忌服。4.孕妇忌服。5.不宜多服、久服，儿童尤其不宜久用。

【**用药禁忌**】不宜多服或久服。孕妇忌服。

天王补心丸

【**主要成分**】丹参、当归、石菖蒲、党参、茯苓、五味子、麦冬、天冬、地黄、玄参、远志（制）、酸枣仁（炒）、柏子仁、桔梗、甘草、朱砂。

【**功能主治**】滋阴，养血，补心安神。用于心阴不足，心悸健忘，失眠多梦，大便干燥。

【**规格**】大蜜丸每丸重9克。

【**用法用量**】口服（本品可嚼服，也可分份吞服）。每次1丸，每日2次。

【**注意事项**】1.本品处方中含朱砂，不宜过量久服，肝肾功能不全者慎用。2.服用前应除去蜡皮、塑料球壳。

【**用药禁忌**】尚不明确。

健脑补肾丸

【主要成分】人参、鹿茸、狗鞭、肉桂、金樱子、杜仲、当归、远志、酸枣仁、龙骨、牡蛎、金牛草、牛蒡子、川牛膝、金银花、连翘、蝉蜕、山药、砂仁、茯苓、白术、桂枝、甘草、白芍、豆蔻。辅料为滑石粉、红氧化铁。

【功能主治】健脑补肾，益气健脾，安神定志。用于健忘失眠，头晕目眩，耳鸣心悸，腰膝酸软，神经衰弱。

【规格】每15粒重2克。

【用法用量】口服，淡盐水或温开水送服。每次15粒，每日2次。

【注意事项】1.忌油腻食物。2.按照用法用量服用，高血压、糖尿病患者应在医师指导下服用。3.外感或实热内盛者不宜服用。4.服本药时不宜同时服用藜芦、五灵脂、皂荚或其制剂；不宜喝茶和吃萝卜，以免影响药效。

【用药禁忌】孕妇禁用。

睡安胶囊

【主要成分】酸枣仁（炒）、五味子、远志、首乌藤、丹参、石菖蒲、知母、茯苓、甘草。

【功能主治】可养血安神，清心除烦。用于心烦不寐，怔忡惊悸，梦多易醒或是久卧不眠等症状。

【规格】每粒装0.5克。

【用法用量】口服。每次3粒，每日3次。

【注意事项】1.本品宜餐后服。2.服用本品1周后症状未见改善或加重者，应到医院 就诊。3.药品性状发生改变时禁止服用。4.儿童必须在成人监护下使用。5.请将此药品放在儿童不能接触的地方。6.如正在服用其他药品，使用本品前请咨询医师或药师。

【用药禁忌】外感发热患者忌服。

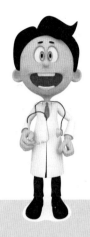

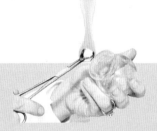

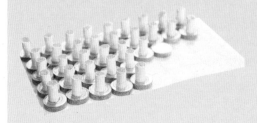

第六章

治疗失眠的
中医传统方法

　　失眠在人们的生活中是一种较为常见的症状。有人认为失眠的主要原因在于心脏，从而波及其他脏腑，如肝、脾、肾等脏器。从中国传统医学来看，这一观点也不无道理，因为心主神，神志不安固然会联系到心神失养。但也有观点认为，导致失眠的主要脏器在于肝脏，因为肝藏血、主疏泄，若肝脏功能不好，就会导致血液堆积、疏泄不散，营养缺失，出现"血不养心"，使得心神不安，从而出现失眠，如此一来肝脏固然是主要病因。所以，医学家们治疗失眠主要是从心论治、从肝论治及从五脏论治。从五脏论治的学者主要认为，一脏之损，波及五脏，故而应该统筹五脏加以治疗。

　　失眠人群易集中于中老年人、工薪阶层及学生。因为中老年人的体质逐渐衰弱，脏腑功能低下；而工薪阶层和学生则主要是工作或学习压力大、精神紧张，导致体内代谢紊乱所致。若不加以治疗，将严重影响学习和生活。治疗失眠应该找准病因，从根论治，加以调理，而不是依赖药物。

治疗失眠的按摩疗法

◎一般人谈及按摩就认为是用其治疗腰酸背痛之类的病症，使之片面化。其实按摩的作用较广，而且手法种类也较多。

1. 按摩的概念及手法种类

按摩是通过手或肢体其他部位作用于人体的经络和穴位，使之产生"热气"类的物质，通过经络腧穴系统，有规律地对人体内脏造成有效刺激，从而达到平衡阴阳、调和气血、祛风除湿、温经散寒、活血化瘀、消肿止痛等目的。具体的手法有以下几种：

推法：用手或掌等部分着力于被按摩的部位，以腕部活动带动操作部位，屈伸往返来回不断，有节律的直线推动的手法为推法。

拿法：用大拇指和其余四指对称用力，或大拇指和食、中两指对应形成钳形，捏住治疗部位的皮肤、肌肉、筋膜一起上提，稍停片刻，再让肌肤逐渐从手指尖滑出，进行一松一紧、一提一放的操作方法。

按法：用手指、手掌、肘部按压的同时，逐渐用力，做深压捻动。要求紧贴体表，逐渐用力深压，并保持用力数秒钟。根据按压时采用的是手指还是手掌，分为指按法和掌按法。

摩法：用手掌部或食指、中指、无名指指端螺纹面着力于体表治疗部位，同时手臂做主动摆动，带动手腕、手指在体表治疗部位做环转摩擦运动的手法。

揉法：用手掌、掌根、手掌大鱼际、手指螺纹面、肘尖着力于体表的某一部位或穴位上，做轻柔缓和的旋转运动，以带动该处的皮下组织一起运动的方法。

搓法：用双手的掌面或掌指夹持住肢体一定的部位，相对用力做快速搓揉、转动，同时做上下往返移动的方法。

抖法：用一只手或双手握住患者的上、下肢远端，稍用力做连续、小幅度的上下抖动，使关节有舒松感的手法。

拍法：按摩者用手掌平稳而有节奏地拍击病人的肌体的一种治疗方法。

2. 按摩治疗失眠的特效手法

中医论治失眠，认为主要是肝气郁结、心火旺盛、经脉瘀阻等原因引起心神失养或心神不安，从而导致不能正常入眠。而按摩对失眠者来说可以起到通经络、缓解紧张情绪、减轻压力等作用，所以用按摩方法治疗失眠效果显著。然而并不是每种方法都适合失眠患者，具体的还得看失眠的严重程度。根据失眠的普遍症状，下面我们选取了最适合失眠者的几种按摩手法，操作起来不仅方便而且疗效显著：

方法一：揉法

取穴： 睛明、印堂、攒竹、鱼腰、丝竹空、太阳、头维、百会、四神聪。

穴位定位：

睛明： 位于人体面部，目内眦角稍上方凹陷处。

印堂： 位于面额部，两眉头间连线与前正中线的交点处。

攒竹： 位于面部，在眉毛内侧边缘凹陷处。

鱼腰： 在额部，瞳孔直上，眉毛中间处。

丝竹空： 位于人体的面部，在眉梢凹陷处。

太阳： 位于头部颞侧面，眉梢和外眼角中间向后一横指凹陷处。

头维： 位于头侧部，在额角发际上0.5寸，头正中线旁4.5寸。

百会： 位于头部，当前发际正中直上5寸，或两耳尖连线中点处。

四神聪： 位于百会前、后、左、右各开1寸处，共有四穴。

操作方法： 患者取仰卧位，分别用拇指或中指点揉以上各穴5分钟。然后用食指、中指、无名指的指螺纹面从前额自

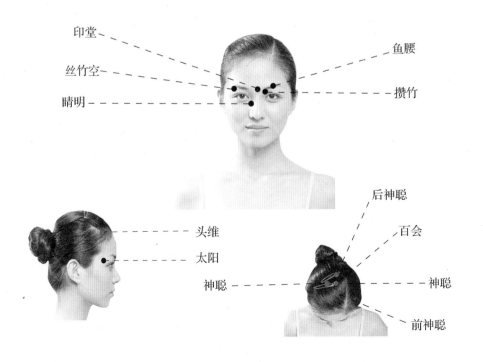

上而下、从前到后推抹整个头部，重按印堂、太阳、头维、百会穴20次。再将五指弯曲，从患者的前额发际处至后脑勺部位梳理头发2分钟。最后以两手心搓热为度，贴于患者的眼部2分钟结束。

穴位功能：本手法以轻柔舒缓的手法，来缓解患者紧张烦躁情绪以及头痛症状，其中选取的印堂，有"命宫"之称，从中医角度讲是一个人精气元神聚集的地方，点揉此处有治疗头痛、头晕、失眠、高血压的作用。太阳穴，在经络学上被称为"经外奇穴"，点揉此处可以治疗头痛、偏头痛及视力疲劳。而百会穴则是经脉阳气汇聚的地方，为之巅顶，阳气极盛，点揉此处有治疗头痛、眩晕、失眠及癫症的作用。

方法二：点按法

取穴：风池、风府、大椎、肺俞、心俞、膈俞、肝俞、胆俞、脾俞、胃俞、肾俞、大肠俞、环跳、承扶、殷门、委中、承山、昆仑。

穴位定位：

风池：位于颈后面大筋的两旁与耳垂平行处。

风府：位于颈部，在后正中线上，发际边缘上1寸处。

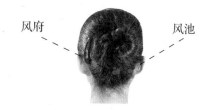

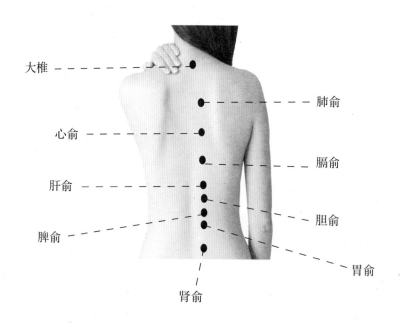

大椎：位于背部正中线上，第7颈椎棘突下凹陷中。

肺俞：位于背部，第3胸椎棘突下，旁开1.5寸处。

心俞：位于背部，第5胸椎棘突下，旁开1.5寸处。

膈俞：位于背部，第7胸椎棘突下，旁开1.5寸处。

肝俞：位于背部，第9胸椎棘突下，旁开1.5寸处。

胆俞：位于背部，第10胸椎棘突下，旁开1.5寸处。

脾俞：位于背部，第11胸椎棘突下，旁开1.5寸处。

胃俞：位于背部，第12胸椎棘突下，旁开1.5寸处。

肾俞：位于腰部，第2腰椎棘突下，旁开1.5寸处。

大肠俞：位于腰部，第4腰椎棘突下，旁开1.5寸处。

环跳：位于臀外下部，当股骨大转子最凸点与骶管裂孔连线的外1/3与中1/3交点处。

承扶：位于大腿后面，在臀下横纹的中点处。

殷门：位于大腿后面，承扶与委中的连

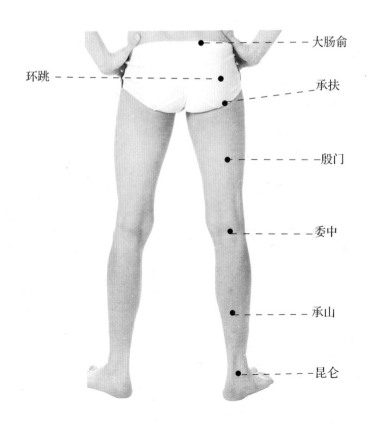

线上，承扶下6寸处。

委中：位于人体腘横纹的中点处。

承山：位于小腿后面正中，委中穴与昆仑穴之间，当伸直小腿或足跟上提时，腓肠肌肌腹下出现的尖角凹陷处。

昆仑：位于外踝后方，外踝尖与跟腱之间的凹陷处。

操作方法：首先依次找出以上各穴的准确位置。然后依次按压以上各穴位5分钟，力度要适中，以按压此处出现酸、胀为度，不宜给以太强刺激，以免患者出现情绪过激。最后再配以足部按摩，分别点按足部放射区的脑、颈椎、甲状腺、胸椎、腰椎、十二指肠、胰腺、肝脏、肾脏、膀胱、直肠等部位共5分钟。

穴位功能：本手法采用按压法，即一松一压，松紧有度的方式进行，防止出现过松而达不到效果，太紧而引起患者情绪激动。其中选取的风池穴，为胆经气血吸热后化为阳热风气之处，点按此处有治疗头痛、眼睛疲劳、失眠、落枕的作用。各个腧穴为脏器在背部的体现，特别是心俞、肝俞、脾俞，点按此处能安神、健脾和胃、疏肝理气，对治疗失眠效果更佳。

方法三：推法

选取部位：四肢及背部。

途经经络：两上肢的手三阴经及手三阳经；两下肢的足阳明胃经，足太阴脾经，足少阴肾经，足厥阴肝经，足少阳胆经；背部的膀胱经。

经络循行：

手三阴经：包括手太阴肺经、手少阴心经和手厥阴心包经，这三条经络分布在手臂的内侧，属里，由胸走手。

手三阳经：包括手阳明大肠经、手太阳

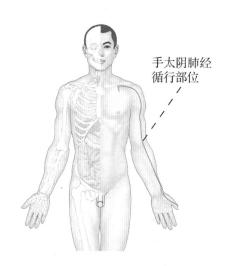

手太阴肺经
循行部位

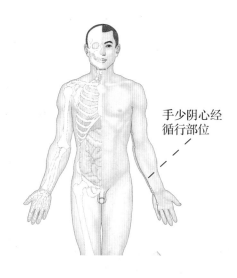

手少阴心经
循行部位

小肠经和手少阳三焦经，此三条经络分别在手臂的外侧，属表，由手走头。

足阳明胃经：起于鼻翼两旁迎香穴，行于下肢后沿大腿前侧，至膝膑，沿胫骨前缘下行至足背。

足太阴脾经：起于足大趾，沿着小腿内侧正中线上行，在内踝上8寸处，交出足厥阴肝经之前，上行沿大腿内侧前缘再进入腹部。

足少阴肾经：起于足小趾，经小腿和大腿的内侧后缘上行。

足厥阴肝经：起于足大趾，上行沿胫骨内缘，在内踝上8寸处交出足太阴脾经之后，上行过膝内侧，沿大腿内侧中线行走进入腹腔。

足少阳胆经：起于目内眦，下肢行走沿大腿外侧、膝关节外缘，行于腓骨前面，直下至腓骨下端。

膀胱经：起于目内眦睛明穴，在背部沿脊柱两旁旁开1.5寸下行至腰，然后深入体腔。

操作方法：首先让患者取仰卧位，先给患者上肢施以放松的手法，如轻柔、抚摸等，让患者心情得以平静。然后根据以上的经络走行施以推法，即顺经而行，每条经络推1分钟。根据推法的需要让患者取仰卧位、俯卧位，要遵循先上肢后下肢、先近端后远端，最后推背部的原则，推时力度不要过大，以皮肤稍红为度。

经络功能：中医认为，肾主骨、主水、主纳气，与五脏有着不可分割的联系，即一脏之损，累及其他脏腑。肾经主治妇科、前阴、肾、肺、咽喉病症，如月经不调、遗精、小便不利、水肿、便秘、泄泻，以及经脉循行部位的病变。

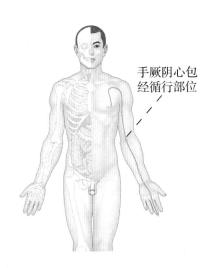

手厥阴心包经循行部位

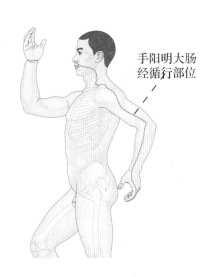

手阳明大肠经循行部位

治疗失眠的针灸疗法

◎针灸学的意义深远，针灸疗法对治疗失眠有一定的疗效，是中国传统医学的精髓部分。

1.针灸的概念

针灸是一种中国特有的治疗疾病的手段。它是一种"内病外治"的医术。针灸是针法和灸法的合称。针法是把毫针按一定穴位刺入患者体内，运用捻转与提插等针刺手法来治疗疾病。灸法是把燃烧着的艾绒按一定穴位熏灼皮肤，利用热的刺激来治疗疾病。灸法大体上可分为艾灸法和非艾灸法两大类。艾灸法又可分为艾炷灸、艾卷灸和温灸；非艾灸法可分为敷灸、灯火灸、硫黄灸、药熏蒸汽灸和电热灸等多种，具体如下：

艾炷灸：将艾炷直接或间接置于施灸部位（指腧穴和病变部位）上的灸法。

艾卷灸：也即艾条灸，是用艾条在穴位或病变部位进行熏灼的方法。

温灸：是指利用艾绒放置于体表的腧穴或疼痛处烧灼、温熨，借灸火的温和热力，通过经络的传导，以温通经脉、调和气血、协调阴阳、扶正祛邪，而达到治疗疾病的方法。

敷灸：是指将艾绒加适量的水或药液再加热后敷于穴区，通过湿热刺激而起到治疗作用的一种艾灸法。

灯火灸：是指用灯草蘸植物油点火后在穴位上直接点灼的灸法，又称灯草灸。

硫黄灸：是指用精制的10克艾绒配2克硫黄粉装入瓶内备用，用时将其捏成玉米粒大小，点燃后直接灸在病者的穴位上的一种灸法。

药熏蒸汽灸：是指采用不同的中药组方，经过中药蒸汽直接作用于患处，发挥祛风除湿、活血散瘀、消肿止痛、温经通络、疏松关节的功效，从而达到防治疾病目的的方法。

电热灸：是指以电为热源的一种灸法。

2.针灸治疗失眠的特效方法

中医论治失眠时，普遍认为是由于经脉瘀阻，而致心火旺盛、心肾不交，从而导致心神失养，引起睡眠不安、失眠等症状。如此针灸对治疗失眠的效果显而易见，因为针灸具有疏通经络、调和阴阳、扶正祛邪的作用。但是，不是所用的针法和灸法都适用失眠患者。因为中国传统医学讲究的是因人而治、因病而治，即有时候同样的病因为个人体质不同而采用不同的治疗方法。根据各种方法的效果统计，以下几种方法效果显著，具体如下：

方法一：毫针刺法

取穴：主穴：太冲、行间。辅穴：曲池、阳陵泉、神门、历兑、太溪、内关。

穴位定位：

太冲：位于足背侧，第一、二跖骨结合部之前的凹陷处。

行间：位于足背侧，第一、二趾间，趾蹼缘的后方赤白肉际处。

曲池：屈肘成直角时，在肘横纹外侧端与肱骨外上髁连线中点处。

阳陵泉：位于小腿外侧，腓骨头前下方凹陷处。

神门：位于腕部，腕侧横纹尺侧端，尺侧腕屈肌腱的桡侧凹陷处。

历兑：位于足趾，第2趾末节外侧，距趾甲角0.1寸处。

太溪：位于足内侧，内踝后方，内踝尖与跟腱之间的凹陷处。

内关：位于前臂掌侧，曲泽与大陵的连线上，腕横纹上2寸，掌长肌腱与桡侧腕屈肌腱之间。

操作方法：将毫针分别点刺以上各个穴位，留针15分钟，留针期间不要受寒或吹风。由于是针体直接作用于皮肤，所以注意事项较多：第一，要根据患者体形胖瘦、体质强弱与所在穴位的具体位置，选择长短、粗细适宜的针具。体壮肥者，针刺部位肌肉丰满者选用稍粗稍长的毫针，反之则选用较短较细的毫针。第二，针刺前要仔细检查针体，进针不要太深，以防针体折断。第三，注意选择适当的体位，精神紧张、年老体弱及血压较高的

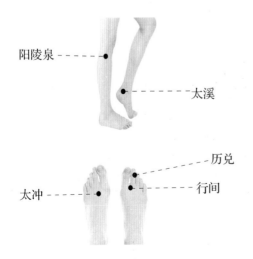

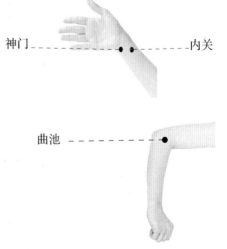

患者应采取卧位。第四，针刺部位要严格消毒。第五，掌握正确的针刺角度、方向和深度，才能提高疗效。第六，有过度劳累、饥饿和精神紧张者应恢复正常后再进行针刺。

穴位功能：本套配方选用的主穴为太冲和行间，都归属于肝经，点刺此处具有治疗肝部疾病、疏肝解郁的作用。配上心经的神门，能安抚患者的紧张情绪，有安神的作用。所以此类主穴和配穴的搭配能疏肝解郁、清热安神，治疗肝郁化火、火热扰乱心神所致失眠。

方法二：艾炷隔姜灸法

取穴：心俞、脾俞、膈俞、神门、足三里。

穴位定位：

心俞：位于背部，第5胸椎棘突下，旁开1.5寸处。

脾俞：位于背部，第11胸椎棘突下，旁开1.5寸处。

膈俞：位于背部，第7胸椎棘突下，旁开1.5寸处。

神门：位于腕部，腕侧横纹尺侧端，尺侧腕屈肌腱的桡侧凹陷处。

足三里：位于小腿前外侧，犊鼻穴下3寸，距胫骨前缘一横指处。

操作方法：患者取舒适体位，将姜片放在所要施灸的穴位上。把中艾炷放在姜片的中心，点燃艾炷施灸。若患者感觉局部皮肤疼痛，可抬起姜片离开皮肤片刻，然后再放下继续施灸，如此反复操作。每穴灸3~5壮，以皮肤潮红为度，不要有烫伤，若出现烫伤则要停止施灸，隔几日再治疗。

穴位功能：本套穴位选取的主要是背部

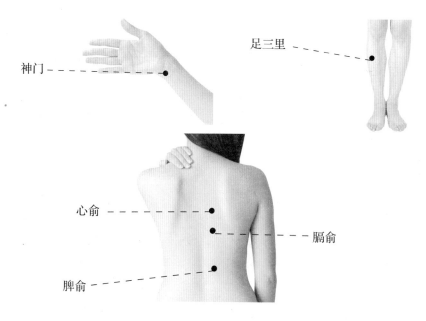

足三里

神门

心俞

膈俞

脾俞

的俞穴，俞穴是内在脏器的外在表现。施灸心俞和脾俞能治疗心烦失眠、脾运不化、消化不良等症。而膈俞作用较大，因为膈膜能调节人体的呼吸运动，施灸此处具有理气宽胸、活血通络的作用。施灸足三里则能提高人体的免疫力。该类穴位的搭配治疗失眠疗效佳。

方法三：艾卷灸

取穴： 涌泉、足三里、太冲、阳陵泉。

穴位定位：

涌泉： 位于足底部，在足前部凹陷处第2、3趾趾缝纹头端与足跟连线的前1/3处。

足三里： 位于小腿前外侧，犊鼻穴下3寸，距胫骨前缘一横指（中指）处。

太冲： 位于足背侧，第1、2跖骨结合部之前的凹陷处。

阳陵泉： 位于小腿外侧，腓骨头前下方凹陷处。

操作方法： 在每次临睡前1小时，用温水泡完脚，用艾条灸双侧的涌泉、足三里、太冲、阳陵泉，每次30分钟，以皮肤有温热、稍红为度，每晚1次。

穴位功能： 本套穴位选取发挥主要作用的为涌泉。涌泉为足少阴肾经的井穴，灸之可宁心安神。而灸足三里则能使气血源源不断的生长。搭配的太冲和阳陵泉归属肝胆经，灸之能行气解郁。

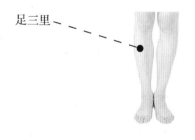
足三里

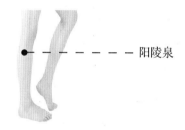
阳陵泉

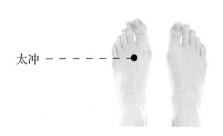
太冲

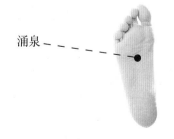
涌泉

治疗失眠的点穴疗法

◎点穴疗法是祖国医学的宝贵遗产之一。借助手指在人体穴位上点、按，使体内气血畅通，帮助预防和治疗疾病。

1. 点穴疗法的概念及种类

点穴疗法，又叫指压疗法。即以手指端在受术者体表适当的穴位或部位，灵活运用点、按、掐、叩等不同手法的刺激，通过经络的作用，使体内气血运行畅通，实现疾病防治。根据不同患者、不同病种和病情辨证施术治疗，促使已经发生功能障碍的肢体或器官恢复功能，从而达到治愈疾病的目的。点穴法有压、按、掐、叩四种，辅助点穴法有揉、推、拨三种。

压法：一般多用食指、中指或拇指作为术指，施术时术指与穴位垂直，其余手指挟持或支撑于其末节指关节处，力气通过上臂、前臂达到指端，以每秒钟2次的频率，有节奏地一点一提。

按法：按法为重刺激，多用于四肢或肌肉丰满部位的穴位，也叫经络循按法。多用拇指、食指的指腹。施术时指伸直，末节指关节稍后屈伸，用指端按压时，术指伸直，指端与穴位垂直，其他手指挟持或支撑于末节指关节处。

掐法：多用拇指、食指的指甲直接切压穴位。掐法为强刺激，多用于较敏感的穴位。施术时一手握住或托住施术部位，另一手除术指外，也尽可能挟持于穴位附近，以保持施术部位稳定，然后对准穴位掐按。点掐以每秒1~2次的频率，有节奏地一掐一松。

叩法：单用中指，或中指、食指、无名指并拢，对准穴位，以腕关节伸屈运动产生的力量为主，指关节屈伸运动产生的力量为辅相配合。以每秒1~2次的频率，有节奏地叩击。本法多用于头面、颈项、肩、背脊旁、四肢关节部的穴位。

揉法：在按法基础上，以腕关节运动为主，肘关节为辅相配合作旋转动作，使穴位皮肤及其皮下组织与腕、指一同旋动的方法。指端按揉刺激较重，指腹按揉刺激轻。本法多用于肌肉浅表部位。

推法：在按法基础上，结合向上、下或两旁推动挤压的方法。多用于肌肉丰满部位。

拨法：在扣点、扣按法基础上，结合向左右弹拨的方法。常与按揉法配合运用于筋腱较表浅部位。

2. 点穴治疗失眠的特效方法

点穴疗法以对症治疗为主，有一定的适应范围。中医认为点穴疗法可以活血化瘀，在局部产生热疗的作用。现代医学认为点穴治疗可以使动脉舒张压降低，脉压差增大，也可以降低微动脉血管的外周阻力，使心血管循环功能改善。血循通畅则能增强机体的代谢功能、提高免疫力，改善不安、烦躁等情绪，对治疗失眠有一定疗效。根据临床利用点穴治疗失眠的治愈情况，选取了以下几种特效方法：

方法一：压法

取穴： 百会、安眠、翳明、风府、风池、天容、天柱。

穴位定位：

百会： 位于头部，前发际正中直上5寸，或两耳尖连线的中点处。

安眠： 位于翳风穴与风池穴连线的中点处。

翳明： 位于翳风与风池连线的中点或翳风穴后1寸处。

风府： 在项部，位于后发际正中直上1寸，枕外隆凸直下，两侧斜方肌之间的凹陷中。

风池： 位于后颈部，后头骨下，两条大筋外缘陷窝中，相当于耳垂齐平处。

天容： 位于颈外侧部，下颌角的后方，胸锁乳突肌的前缘凹陷中。

天柱： 位于后头骨正下方凹处或后发际正中旁开约半寸左右。

操作方法： 先以食指点压颈侧上方的天容穴或翳明穴30次，先左后右，接着以拇、

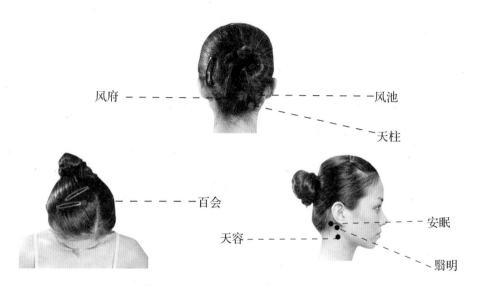

食二指扣按颈侧的大肌（胸锁乳突肌）两旁15次，再自上而下循按5遍。然后以拇指按揉百会、安眠穴各50次，接着以拇、食二指如钳形相对点按揉风池穴各30次。最后以拇指指端持续点掐风府穴约1分钟，再以拇、食二指如钳形扣掐天柱穴30次。沿颈筋旁自上而下循按6遍。

穴位功能：本法中选用的百会是手三阳经、足三阳经、足厥阴经、督脉的交会处，点按此处有提阳气、醒神开窍的作用，能够治疗气血不足、肝火旺盛、风邪侵袭引起的各种头昏、头疼。安眠穴，顾名思义能帮助睡眠，治疗失眠、癔症、神经衰弱等症。点按风池穴，能治疗头晕头痛、视力疲劳、失眠等症。所以该类穴位搭配治疗失眠疗效佳。

方法二：叩法

取穴：神门、内关、百会、安眠。

穴位定位：

神门：位于手腕部，手腕掌侧横纹的尺侧一段，尺侧的腕屈肌腱的桡侧凹陷处。

内关：位于前臂掌侧，曲泽与大陵的连线上，腕横纹上2寸，掌长肌腱与桡侧腕屈肌腱之间。

百会：位于头部，前发际正中直上5寸，或两耳尖连线的中点处。

安眠：位于翳风穴与风池穴连线的中点处。

操作方法：分别用中指叩击以上各个穴位，每个穴位3~5分钟，每次15~20分钟。也可以用点揉或艾条灸以上各个穴位，在每晚临睡前灸效果更佳。

穴位功能：本法所选的四个穴位都是治疗失眠的特效穴位，单独点按、叩击或艾条温和灸某一个穴位都能起到疗效。神门穴，从字面讲，其主神，归属心

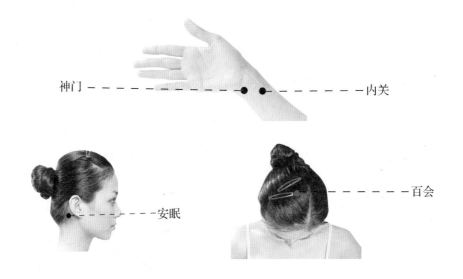

神门 —— 内关

安眠

百会

经，叩击此处能治疗神志方面的疾病，如心情烦躁、失眠等；内关归属心包经，用神门配内关能宁心安神，治疗失眠；百会穴为"三阳"经络交会之处，能治疗各种头晕头痛；安眠穴，从名字上看就知道其功效，是"经外奇穴"。此类穴位配伍，治疗失眠效果显著。

方法三：揉法

1.取穴：睛明、攒竹、鱼腰、丝竹空、印堂、太阳、头维、百会。

穴位定位：

睛明：位于面部，目内眦角稍上方凹陷处。

攒竹：位于面部，在眉毛内侧边缘凹陷处。

鱼腰：位于额部，瞳孔直上，眉毛中。

丝竹空：在眉梢凹陷处。

印堂：位于人体的面部，两眉头连线中点。

太阳：在耳廓前面，前额两侧，外眼角延长线的上方。

头维：位于头侧部，当额角发际上0.5寸，头正中线旁开4.5寸。

百会：位于前臂掌侧，曲泽与大陵的连线上，腕横纹上2寸，掌长肌腱与桡侧腕屈肌腱之间。

操作方法：患者取仰卧位，医者以右手食指紧并于中指，拇指指腹紧抵在中指近端指关节处，揉按位于面部的睛明、攒竹、鱼腰、丝竹空、印堂穴各30次。患者取坐位，医者用两手大拇指指尖分别放于两侧太阳穴上，其余四指附于患者的同侧脑部，力度由轻渐重揉按1~2分钟。头维穴用同样的方法和手法操作。患者取坐位，医者伸出大拇指，其余四指半握拳，将大拇指放于百会穴上，适当用力压揉1分钟左右。每晚临睡前点揉，每次30分钟。

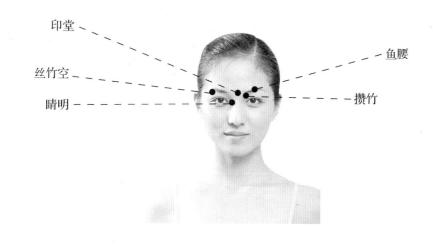

印堂　丝竹空　睛明　鱼腰　攒竹

穴位功能：本法使用的睛明穴是多条经络的交会穴，点揉此处能治疗眼疾、目眩、头痛等症；点揉印堂穴，具有安神定惊、醒脑开窍、通经活络之功。

2.取穴：神门、三阴交、太冲、合谷。

穴位定位：

神门：位于手腕部，手腕掌侧横纹的尺侧一端，尺侧的腕屈肌腱的桡侧凹陷处。

三阴交：位于小腿内侧，足内踝尖上3寸，胫骨内侧缘后方。

太冲：位于足背侧，第1、2跖骨结合部之前的凹陷处。

合谷：位于手背虎口处，于第1掌骨与第2掌骨间陷中。

操作方法：用揉法依次点揉以上各穴。神门和三阴交穴位采用补法，即力度要轻。

穴位功能：神门配三阴交可治疗失眠、健忘；太冲能治疗头痛，配上合谷可治疗寒热痹痛。

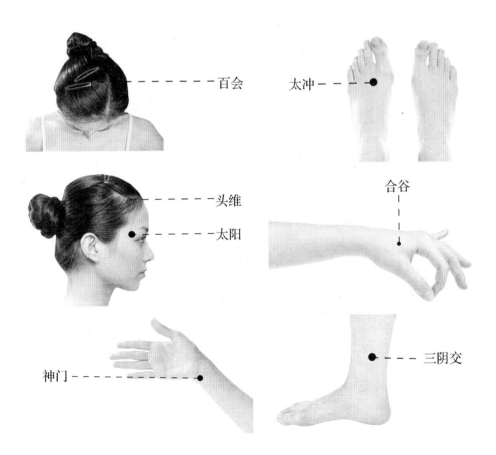

百会

太冲

头维

太阳

合谷

神门

三阴交

治疗失眠的拔罐疗法

◎拔罐是中国一种传统的治疗疾病的方法。中医认为拔罐可以开泄腠理、扶正祛邪，对治疗失眠有一定疗效。

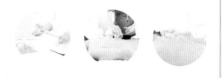

1. 拔罐的概念及种类

拔罐疗法又名吸筒疗法，俗名拔罐子，古称角法，是以某种杯罐作工具，借热力排去其中的空气产生负压，吸附于身体一定部位，使之产生瘀血现象，而达到治疗疾病目的的一种方法。拔罐的种类较多，具体的有以下几种：

火罐法：

（1）投火法：用小纸条点燃上端，迅速投入罐内，在火旺时立即将罐扣在应拔的部位，即可吸住。

（2）闪火法：用止血钳或镊子挟干棉球裹紧，沾95%酒精点燃后，在罐内迅速绕转一下再抽出，速将罐子罩在应拔的部位，即可吸住。

药罐法：

（1）煮药罐法：把配制成的药物装入袋内，放入水中，煮至适当浓度的药汁，再将竹罐投入药汁内煮10~16分钟。用镊子迅速取出竹罐，甩净或用干毛巾吸附水滴，随即紧扣于被拔部位。

（2）贮药罐法：一种是在抽气罐内事先盛贮一定量的药液（约为罐子的1/2），快速紧扣于被拔部位，然后按抽气罐法，抽出罐内空气，即可吸拔于皮肤上。另一种是在玻璃火罐内盛贮一定的药液（约为罐子的1/2），然后按火罐法快速吸拔在皮肤上。常用的药液有辣椒水、两面针酊、生姜汁、风湿酒等。

走罐法：又称推罐法。用闪火法将罐子吸拔在患处，并在患处周围亦涂一点润滑油脂，医者双手将罐由上而下或左右推移滑动，至皮肤潮红为度。

蒸气罐法：用竹罐侧置水内煮沸，使用时用镊子将罐子挟出，甩去水液，迅速按拔在皮肤上，即可吸住。

抽气罐法：用青链霉素空瓶1个（瓶口加盖橡皮塞，将瓶底切去，边缘磨平），紧贴皮肤扣于被拔部位，然后将10~20毫升注射器针头从橡皮塞刺入瓶内，再把瓶内空气抽出，使产生负压，即可将瓶吸住。

水气罐法：按抽气罐法操作将瓶吸拔于皮肤上，再注入3毫升左右生理盐水或蒸馏水，以保持瓶内皮肤湿润，以防因负压过高而造成皮肤渗血。

刺血拔罐法：先在一定部位用三棱针、陶瓷片、小眉刀、皮肤针等点刺出血，再以闪火法将火罐拔上。如果与药罐结合，称为药罐刺血法。

针罐法：先在穴位上针刺，待施毕补泻手法后，将针留在原处，再以针刺为中心拔上火罐即可。如果与药罐结合，称为针药罐法。

闪罐法：罐子吸拔在皮肤上后，立即起下，反复操作多次，至皮肤潮红为度。若罐子已热，可换罐拔之。

2. 拔罐治疗失眠的特效方法

拔罐特别是火罐疗法，是我国的医学遗产之一，历史较为悠久。主要是通过吸拔的方法使得该处产生瘀血，而达到治疗疾病的一种方法。具有逐寒祛湿、疏通经络、祛除瘀滞、行气活血、消肿止痛、拔毒泻热、调整人体阴阳平衡、解除疲劳、增强体质的功能。将其吸附于特定的穴位还能治疗头痛、眩晕、眼肿、咳嗽、气喘、腹痛等病症，治疗范围较广。由于拔罐能促进全身血液循环，用于治疗失眠有显著疗效。根据治愈的效果，选取了以下几种简便、高效率的方法：

方法一：火罐〔留罐〕

取穴：足三里、三阴交、神门。

穴位定位：

足三里：位于小腿前外侧，犊鼻穴下3寸，距胫骨前缘一横指处。

三阴交：位于小腿内侧，足内踝尖上3

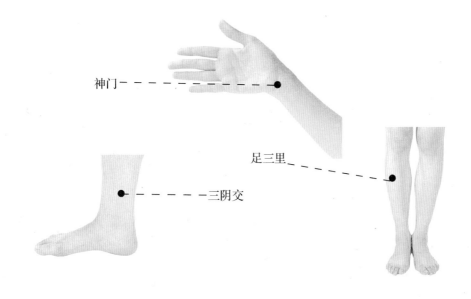

寸，胫骨内侧缘后方。

神门：位于腕部，腕掌侧横纹尺侧端，尺侧腕屈肌腱的桡侧凹陷处。

操作方法：患者取仰卧位，两手平放于身体两侧，掌心朝上，医者在需要拔罐的穴位上涂抹适量的经络油。医者左手持罐，右手用镊子夹住蘸有酒精的棉球，点燃棉球后伸入罐内旋转一圈马上抽出，然后迅速将火罐扣在足三里穴（左右）上，三阴交（左右）、神门（左右）也按照同样的方法操作，留罐15分钟。15分钟后，将罐依次取下，取罐时先用一手扶住玻璃罐，另一手按压罐缘的皮肤，使得空气进入罐内以后再取下。

穴位功能：本法选取的足三里，其治疗疾病甚广，是防治衰老的有效穴位，吸附此处能增强人体的抵抗力、强身健体、预防疾病，还可治疗消化系统疾病等。三阴交是治疗妇科疾病的克星，能治疗男女生殖系统疾病，也能治疗失眠、神经衰弱、全身无力等症。神门归属心经，主神志，吸拔此处能治疗情志方面的疾病。

方法二：走罐

选取部位：背部脊柱两旁和腰腿部。

途经经络：足太阳膀胱经。

经络循行（穴位）：

肺俞：位于背部，第3胸椎棘突下，旁开1.5寸。

心俞：位于背部，第5胸椎棘突下，旁开1.5寸。

膈俞：位于背部，第7胸椎棘突下，旁开1.5寸。

肝俞：位于背部，第9胸椎棘突下，旁开1.5寸。

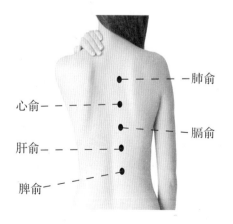

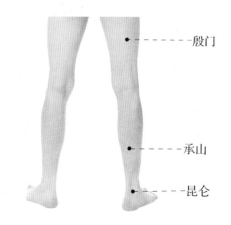

脾俞：位于背部，第11胸椎棘突下，旁开1.5寸。

殷门：位于大腿后面，当承扶与委中的连线上，承扶下6寸。

承山：位于小腿后面正中，委中与昆仑之间，当伸直小腿或足跟上提时，腓肠肌肌腹下出现的尖角凹陷处。

昆仑：位于足部外踝后方，当外踝尖与跟腱之间的凹陷处。

操作方法：采用走罐法的操作方法。将器材准备好，先在罐口或吸拔部位涂上一些凡士林。用镊子夹1～3个95%的乙醇棉球，点燃后在罐内绕1～3圈再抽出，并迅速将罐子扣在应拔的部位上，然后用右手握住罐子上下往返推移。起罐时先用左手握住火罐，右手拇指在罐口旁边按压一下，使空气进入罐内，即可将罐取下。走罐至皮肤潮红为度。

穴位功能：本法是根据经络循行部位而游走，具有温经活络、行气活血的功能。该条经络能主治呼吸、消化、泌尿生殖等系统的疾病，还能治神志方面的疾病，如失眠、头痛等，其作用较为广泛。其中经过的一些穴位是治疗失眠的重要穴位，如心俞、肝俞、脾俞、承山、昆仑等穴位，因此该方法对治疗失眠的效果佳。

方法三：闪罐

1.取穴：肝俞、内关、神门、太冲。

穴位定位：

肝俞：位于背部，第9胸椎棘突下旁开1.5寸处。

内关：位于前臂掌侧，曲泽与大陵的连线上，腕横纹上2寸，掌长肌腱与桡侧腕屈肌腱之间。

神门：位于手腕部，手腕掌侧横纹的尺侧一端，尺侧的腕屈肌腱的桡侧凹陷处。

太冲：位于足背侧，第1、2跖骨结合部

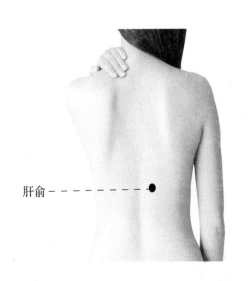

肝俞

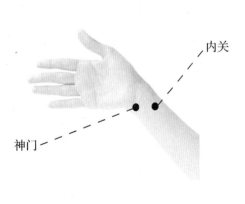

内关

神门

之前的凹陷处。

操作方法： 采用闪罐的操作方法。让患者取坐位，用闪罐法吸拔此处，吸附后立即取下，反复操作多次，至皮肤潮红为度。依次吸拔以上各个穴位。操作时要谨慎小心，特别是在使用闪火罐法的玻璃罐时。对于没有经验的人，在点火时，由于操作上的失误，而使得罐内的负压不够，几次吸拔都不成功，反而使罐口的温度升高，若再继续使用此罐，很容易造成患者局部烫伤，造成麻烦。所以在操作时要防止烫伤，若玻璃罐出现了裂口则要换取好的玻璃罐。

穴位功能： 本法选取的肝俞穴是体内肝脏的外在表现，吸拔此处具有疏肝理气、利胆、降火、止痉、退热、益肝明目、行气止痛的功效，能散发肝脏之热，可以治疗肝脏疾病、失眠、黄疸、眩晕目赤等病症。而太冲属于肝经，此二者搭配，更有利于其功能发挥。内关归属心包经，是八脉交会穴之一，可以调节心脏的功能，堪称心脏的保护神，具有定惊止悸、涤痰开窍、宽胸理气、和胃降逆、养心安神、通络止痛的作用，吸拔此处能治疗心痛、心悸、失眠、呕吐腹泻等症。神门，归属心经，主治心病、心烦、惊悸、怔仲、健忘、失眠、癫狂痫、胸胁痛等疾病，内关与神门配伍是宁心安神的绝佳选择。

2.取穴： 心俞、脾俞、内关、神门。

穴位定位：

心俞： 位于背部，第5胸椎棘突下，旁开1.5寸处。

脾俞： 位于背部，第11胸椎棘突下，旁开1.5寸处。

操作方法： 与上一种操作方法类似。

穴位功能： 心俞与内关和神门配穴能治疗失眠健忘，辅助治疗失眠。

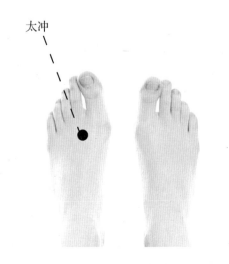

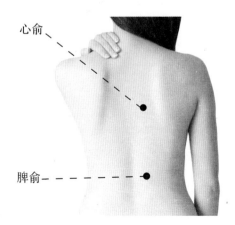

192

治疗失眠的刮痧疗法

◎刮痧是使体内的痧毒，即体内的病理产物得以外排的一种方法。运用刮痧疗法，可有效治疗部分失眠症状。

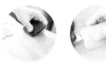

1. 刮痧的概念和正确方法

刮痧是指用边缘光滑的羊角、牛角片，或嫩竹板、瓷器片、小汤匙、铜钱、硬币、纽扣等工具，蘸润滑油，或清水，或药液、药油在体表部位进行反复刮动以达到治疗疾病目的方法。在刮痧时，根据人体部位的不同，其手法和顺序也各有差异，刮痧的具体操作手法有：

头部：头部有头发覆盖，须在头发上面用面利法刮拭，不必涂刮痧润滑剂。为增强刮拭效果可使用刮板薄面边缘或刮板角部刮拭，每个部位刮30次左右，刮至头皮有发热感为宜。

太阳穴：太阳穴用刮板角部从前向后或从上向下刮拭。

头部两侧：刮板竖放在头维穴至下鬓角处，沿耳上发际向后下方刮至后发际处。

头顶部：头顶部以百会穴为界，向前额发际处或从前额发际处向百会穴处，由左至右依次刮拭。

后头部：后头部从百会穴向下刮至后颈部发际处，从左至右依次刮拭。风池穴处可用刮板角部刮拭。头部也可采取以百会穴为中心，向四周呈放射状刮拭。

全息穴区：额顶带从前向后或从后向前刮拭。顶枕带及枕下旁带从上向下刮拭。顶颈前斜带或顶颞后斜带及顶后斜带从上向下刮拭。额中带、额旁带治疗呈上下刮拭，以保健为目的，选择上下或左右方向刮拭均可。

面部：由内向外按肌肉走向刮拭。面部出痧影响美观，因此手法须轻柔，忌用重力大面积刮拭。眼、口腔、耳、鼻病的治疗须经患者同意，才可刮出痧。刮拭的按力、方向、角度、次数均以刮拭方便和病患局部能耐受为准则。

背部：背部由上向下刮拭。一般先刮后背正中线的督脉，再刮两侧的膀胱经和夹脊穴。肩部应从颈部分别向两侧肩峰处刮拭。用刮痧法时，先对穴区内督脉及两侧膀胱经附近的敏感压痛点采用局部按揉法，再从上向下刮拭穴区内的经脉。

胸部：胸部正中线任脉天突穴到膻中穴，用刮板角部自上向下刮拭。胸部两侧以身体前正中线任脉为界，分别向左右（先左后右）用刮板整个边缘由内向外沿肋骨走向刮拭，注意隔过乳头部位。中府穴处宜用刮板角部从上向下刮拭。

腰部： 腹部由上向下刮拭。可用刮板的整个边缘或1/3边缘，自左侧依次向右侧刮。有内脏下垂者，应由下向上刮拭。

四肢： 四肢由近端向远端刮拭。下肢静脉曲张及下肢浮肿患者，应从肢体末端向近端刮拭，关节骨骼凸起部位应顺势减轻力度。

2. 刮痧治疗失眠的特效方法

刮痧主要是运用手法强刺激经络，使局部皮肤发红充血，从而起到醒神救厥、解毒祛邪、清热解表、行气止痛、健脾和胃的效用。刮痧不仅可以用于保健还可以用于治疗疾病，而且治疗疾病的种类较多，如可以治疗感冒、内外耳病、月经不调、通经、头痛、咳嗽、失眠多梦、健忘及神经官能症等病症，但是要遵循"急则治标，慢则治本"的原则。通过一些临床治愈情况来看，刮痧治疗失眠的效果较为显著，其中速效方法有以下几种：

方法一：

取穴： 四神聪、安眠、风池、肩井、心俞、脾俞、肾俞、神门、三阴交。

穴位定位：

四神聪： 位于百会穴前、后、左、右各旁开1寸处，共有四穴。

安眠穴： 位于翳风穴与风池穴连线的中点处。

风池： 位于后颈部，后头骨下，两条大筋外缘陷窝中，相当于耳垂齐平处。

肩井： 位于大椎穴与肩峰连线中点，肩部最高处。

心俞： 位于背部，第5胸椎棘突下，旁开1.5寸处。

脾俞： 位于背部，第11胸椎棘突下，旁开1.5寸处。

肾俞： 位于腰部，第2腰椎棘突下，旁开1.5寸处。

神门： 位于手腕部，手腕掌侧横纹的尺侧一端，尺侧的腕屈肌腱的桡侧凹陷处。

三阴交： 位于小腿内侧，足内踝尖上3寸，胫骨内侧缘后方。

操作方法：

①受术者取坐位，施术者站在后面，如果受术者毛发较少，可以涂抹一些刮痧介质。施术者按照自上而下的顺序对四神聪、安眠穴、风池穴进行厉刮法的刮拭。刮拭过程中手法要轻，以免损伤头皮，直至有酸胀感为止。

②受术者取俯卧位或坐位，施术者向其需要刮拭的部位均匀地涂抹刮痧介质，然后自上而下对肩井穴、心俞穴、脾俞穴、肾俞穴进行刮拭，直至局部出现痧痕为止。

③受术者取仰卧位，施术者先向其需要刮拭部位均匀地涂抹刮痧介质，然后从上肢开始进行刮拭，再到下肢，直至出现痧痕

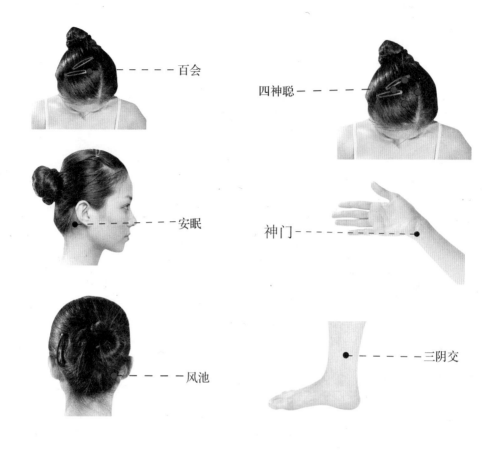

百会

四神聪

安眠

神门

风池

三阴交

为止。

穴位功能：本法中选取的四神聪，能治疗头痛、失眠、健忘等症；安眠穴顾名思义能帮助睡眠，治疗失眠；风池穴能治疗头痛、视力疲劳、失眠；肩井穴治疗头痛、落枕；心俞、脾俞及肾俞则能养心安神、健脾和胃、养肝益肾；神门能治疗神志疾病；三阴交则为足三阴经的交会处，对肝、脾、肾有保健作用。

方法二：

取穴：百会、印堂、大杼、膏肓、神门、三阴交。

穴位定位：

百会：位于头部，前发际正中直上5寸，或两耳尖连线的中点处。

印堂：位于面额部，在两眉头连线的中点位置。

大杼：位于背部，第1胸椎棘突下，旁开1.5寸。

膏肓：位于背部，第4胸椎棘突下，旁开3寸。

神门：位于手腕部，手腕掌侧横纹的尺侧一端，尺侧的腕屈肌腱的桡侧凹陷处。

三阴交：位于小腿内侧，足内踝尖上3

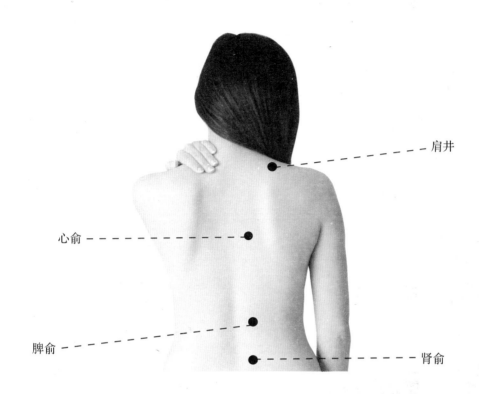

肩井

心俞

脾俞

肾俞

寸，胫骨内侧缘后方。

操作方法：

①用面刮拭的手法刮拭头部的百会、印堂，宜采用力度大、速度快、时间短的泻刮法，直至皮肤出现痧痕为止。

②用刮拭板面刮拭背部的大杼穴、膏肓穴，刮压时力度要大，速度要快，以皮肤出现紫色痧痕为宜。

③用刮痧板的平角，点揉上肢部的神门，力度要稍轻，以出现痧痕为度。

④最后用刮痧板的平角点揉下肢的三阴交，力度要轻。

穴位功能： 本方选取的百会穴能治疗头痛、目眩、失眠、焦躁等症；印堂穴，为经外奇穴之一，能清头明目，通鼻开窍，具有安神定惊、醒脑开窍、宁心益智、疏风止痛、通经活络的功效；大杼穴能治疗咳嗽、头痛、颈项痛等病症；膏肓能治疗健忘、失眠；神门则能治疗心痛、心烦、惊悸怔仲、失眠等症；最后配合的三阴交为"足三阴经"的交会处，对肝、脾、肾有保健作用。此类穴位搭配治疗失眠效果佳。

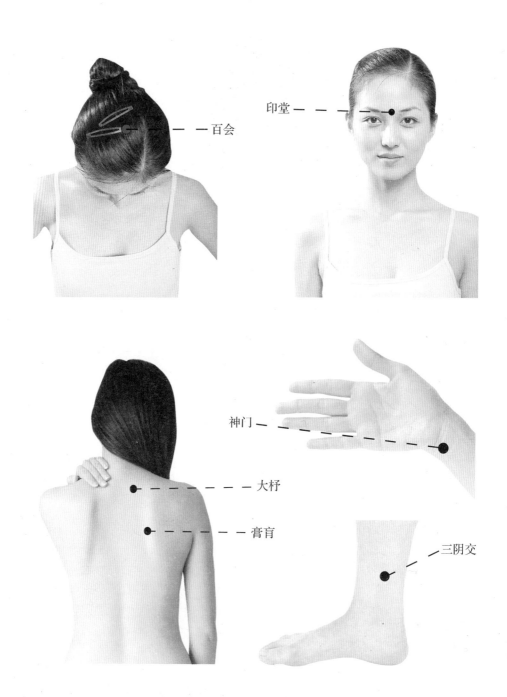

百会

印堂

神门

大杼

膏肓

三阴交